开发科研潜能

Developing A Talent for Science

原　著　[荷兰] 里策特·扬森（Ritsert C. Jansen）
主　译　李乃适　贾　媛
审　校　李　扬
译　者（按姓氏笔画排列）：
孙晓川　李　彬　李伟锋　李佳宁
李映荷　周小玉　闻欣怡　高彬洋

中国协和医科大学出版社

图书在版编目（CIP）数据

开发科研潜能／（荷）里策特·扬森（Ritsert C. Jansen）著；李乃适，贾媛译．—北京：中国协和医科大学出版社，2019. 4

ISBN 978－7－5679－1246－5

Ⅰ．①开…　Ⅱ．①里…　②李…　③贾…　Ⅲ．①科学研究－研究方法　Ⅳ．①G312

中国版本图书馆 CIP 数据核字（2019）第 013120 号

开发科研潜能

原　　著：［荷兰］里策特·扬森（Ritsert C. Jansen）
主　　译：李乃适　贾　媛
责任编辑：顾良军

出版发行：中国协和医科大学出版社
（北京东单三条九号　邮编 100730　电话 65260431）
网　　址：www. pumcp. com
经　　销：新华书店总店北京发行所
印　　刷：北京朝阳印刷厂有限责任公司

开　　本：710×1000　1/16
印　　张：10. 75
字　　数：127 千字
版　　次：2019 年 4 月第 1 版
印　　次：2019 年 4 月第 1 次印刷
定　　价：28. 00 元

ISBN 978－7－5679－1246－5

中译本序

如何培养科研人才，先天禀赋为主，还是后天培养重要？我国宋代王安石所著《伤仲永》一文充分说明仅仅有天赋并不意味着成才，而即使是有天赋并勤奋努力者，如果学习方法不恰当，也未必一定能避免仲永的结局。因此，如何培养科研人才对每一位导师、也对每一位学生都至关重要。

里策特·扬森（Ritsert C. Jansen）教授对科研人才培养的规律进行了非常深入的研究，并深入浅出地用一本小书将其中道理和如何实践娓娓道来，实在是科学界的一件幸事。更重要的是，扬森教授并不仅仅是个理论家。他作为格罗宁根大学的生物信息学教授，一直在把他的理论付诸实践，不断培养各层次的科研人员；他的诸多学生，现在许多已成长为独立科研人员，发表《Nature》《Science》系列著名期刊论文者不在少数。

本书分为“发掘你的才能”“运用别人的才能”“发掘别人的潜能”“梦想成真”和“利用你的雷达图”五个章节，阐述了科研工作者必备的素质和要具备这样素质所需要的训练。既有着非常强大的说服力，也有着良好的可操作性，并且时时提醒着每个阶段需要重视的各种注意事项。读书即与贤人谈话。对于青年科研工作者来说，能够得到扬森教授的指教，收获必将不菲。

我国目前科研越来越受到国家重视，科研人才也越来越重要。本书中译本的问世恰逢其时，相信一定会对科研工作者与志在科研的学生大有裨益。

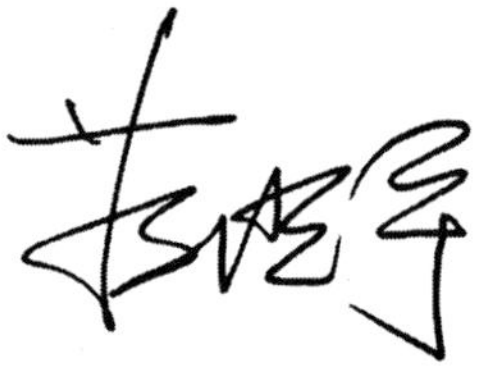

蒋澄宇

中国医学科学院基础医学研究所

北京协和医学院基础学院

2019 年 3 月于北京

前 言

本书是写给谁的？

本书是写给那些有志于科学事业的人们，包括学生、博士后、教授、培训人员以及其他相关人员。那么，这本书里有哪些对你有用的东西呢？我将在以下三段中作简单概述。你可以只阅读与你相关的部分，但阅读其他段落当然也不无裨益。

- **如果你是学生** 作为大学生、研究生或者博士生，你一定上过一些与科学有关的课程。虽然你目前尚处于事业阶梯的底部，但最好能知道阶梯的上层（此书）是什么，以便在大学里理解、欣赏自己的老师和导师，并有效与之交流。本书也将帮助你在择业时确定是否有意到大学或公司从事科研工作。有些学生已经参与科研项目，并且有意成为某一高校的科学家。更多的学生则将在大学之外就职，他们身上所具备的科研能力将使他们的事业更上一层楼。所以，如果你正在通往科学家或其他职业的道路上前行，那么无论从个人或专业的角度来阅读本书，你都会从中受益。

- **如果你是一个博士后或教授** 随着你的科学才能逐渐增长，你在事业的阶梯上不断攀登，并可能成为某一大学的博士后甚至助理教授、副教授或教授。或者，你可以成为某研究机构或企业的初级或高级科学家。你开始招募那些具备科学才能（有些甚至是世界顶尖水平）的人才来加入你的研究团队。那么，你如何识别并开发他们的才能？如何留住这些人才？我相信，这本书会触发你的共鸣。你也会发现本书有助于你与学生和同事展开探论，并有助于你更注重开发自己的以及学生和同事们的潜能。

- **如果你是亟待开发潜能的其他人士** 通常这一类读者包括企业内的研发人员和研发小组负责人，但也可包括大学、企事业单位和政府里的非科研人员。作为一名负责任的管理者、行政人员、政策制定者或培训师，你可能会制定各类计划，但最优秀的学生和科学家可能对此持强烈的批评态度。你真的知道科学家们每天都在做什么？你是否为他们提供了适宜的设施和便利？你是否为他们取得的成功而庆祝，以便让大家都知道真正的目标是什么？你是否为你们提供了足够的支持和培训？通过阅读本书，你会更好地理解科学的要领，从而更好地动员每一位员工去创造适宜的条件，从而促成顶尖的科学成果。

本书结构

有些读者具有天生的数学头脑，而其他人则在生物、物理、化学、经济或行为科学以及其他学科方面颇有才能。这些能力在某种意义上取决于先天禀赋。那么，它是一成不变的吗？非也。能力是动态的。即使是天赋异禀的儿童，也必须经过小学、初中和高中的学习，才能具备解决科学难题的知识和技能。因此，后天培养十分重要，这正是我撰写《开发科研潜能》一书的初衷。这本书就如何具体实施能力培养提出了很多实用性的建议。

本书的第一章至第四章介绍了培养科学才能的四个连续步骤。第五章将激励并帮助你在日常生活中去实施这四个步骤，从而使你成为一名更有效的学生、博士后或教授。

- **步骤 1：发掘你的才能**。用正确的方法做正确的事，这能帮助你的才华得以蓬勃发展。基本的才能应与强烈的激情相结合。你应努力使自己具备并提高一些基本技能（如安排工作优先次序、作报告以及写作等）。因此，本章的重点是在你自己身上。

- **步骤 2：运用别人的才能**。博采众才，才能相得益彰。这看起来是个简单的道理，但有许多（年轻）的科学家认为，他们并且只有他们才可以完成某项工作，所以他们不寻求帮助。因此，本章的重点是与其他人建立有用的单向的联系，例如你如何有效地听取他们的意见，询问相关的问题，或与其合作从而从中获益。

- **步骤 3：发掘他人的潜能** 如果你最大程度地激发自己以及他人的

才能，你可以充分地发挥你的才能。这看起来像一个奇怪的和低效率的途径：为什么要花费精力在其他人而不是直接在自己身上？换个角度思考一下：你教会了自己的团队成员和学生如何以正确的方式做好正确的工作，那么你将会拥有一支最好的团队，从而创造出更多更好的成果（例如，一个不错的 PowerPoint 演示文稿；或者，实验室某一学生项目结束时写出的科学性文章的开头部分）。因此，本章是关于如何建立对你有用的和其他人的定向联系，例如你如何激励、教育并联合他人，从而取得更大的成功。

• **步骤 4：梦想成真** 歌德曾说过："一个真正伟大的天才只有在实践中才能获得幸福感。"你要激励自己不停地工作，从而充分发挥自己的才能。第四章和第五章介绍了许多实践性指南，可帮助你在日常生活中具体实施前三章列举的想法，从而使你梦想成真。但世界上没有"免费午餐"，成败取决于努力程度。下图给出了本书的内容框架。

书中信息通过 24 个故事、29 个"试一试"及 4 个自我反思表格的形式传递：

故事比什么都更有说服力。故本章中的信息通过来自学生、博士后、教授以及其他从业科学相关领域人员的轶事形式表达。所有故事均以第一人称叙述。一些故事是我的，但大多数来自于其他人与我的分享。虽然会有一定生物和数学相关的偏倚，但从事完全不同领域如行为科学的读者让我确信，这些信息对他们和对从事和我相同工作的人来说，是完全一样的。美妙的、不可思议的故事来源于生活：出于保护隐私的考虑，一些细节有所修饰，但所有的故事均是真实的。它们可能就是未来你自己的故事。如果你愿意分享自己的经历，可发送邮件至该邮箱 info@talent4science.eu，或访问网站 www.talent4science.eu。

练习比什么都更能增长才干。故本章中的所有信息都被编辑成不同的"试一试"。大部分练习都可以自己开展，也有一些更适于同学或同事之间进行小组互动（自行组织），如导师或研究小组组会，或学术技巧训练课程等。你可以在这些场合阅读或进行以上练习，也可以不中断本章的阅读，而在稍后再回来进行练习。但是，在某些点完成这些练习是非常重要的，因为它们可以指导你在短期、中期和长期进程中完成具体目标和行动计划。进行以上练习可以为你的创意浇水、施肥、除草。但是创意的成长需要时间，你可以根据自己的节奏进行这些练习，甚至可以一遍遍重复。

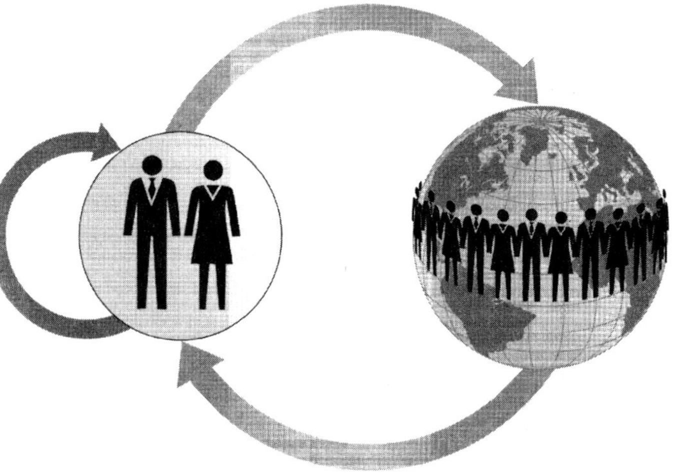

图 1　本文框架

第 1 章描述了你如何发掘自己的潜能（左侧指向自己的箭头），第 2 章描述了你如何运用他人的能力（外部世界指向你的箭头），第 3 章描述了你如何帮助他人成长实现彼此共赢（从你开始指向你之外世界的箭头）。第 4、5 章鼓励并指导你将这些愿望实现（所有的箭头组成了强大的循环）

自我反思为真正有趣的事业提供了前景。四个雷达图会对明确你的优势和弱点有所帮助。你在 1 ~ 4 章之初填写的问卷将被计分。然后你可以根据喜好或特长设置目标。比如说，从现在到未来一年，针对最后一章第 5 章的“使用你的雷达图”进行练习，将会帮助你实现目标。

总结前言部分：本书致力于为你提供很多想法，而非泛泛而谈。它会在你的脑中播下种子，尽管浇水、施肥、除草以及最终收获的过程取决于你自己。无论你最终是否决定是从科学研究，祝事业一切顺利。

目　录

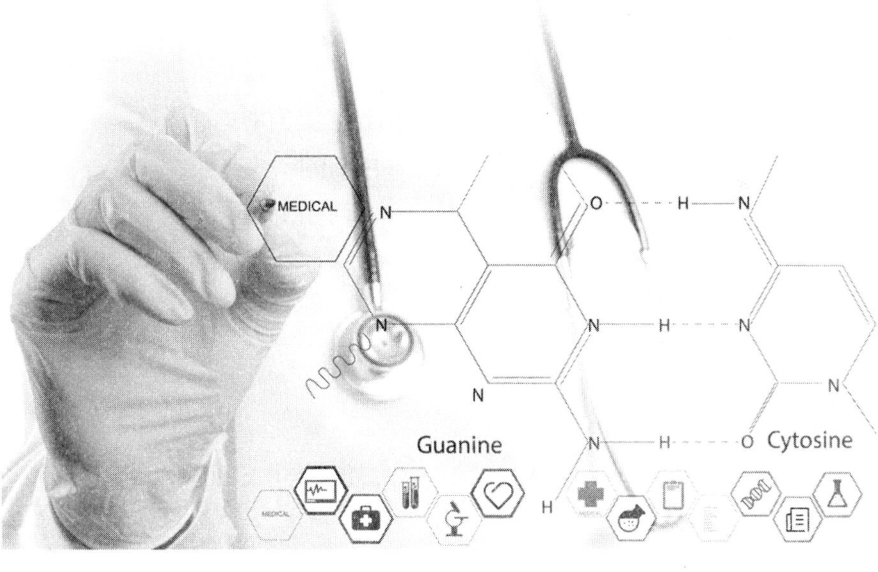
MEDICAL
N
O
H
N
N
H
N
N
N
N
Guanine
N
H
O
Cytosine
H

1

“我没有过人才华，只是有颗炽热的好奇心。”

阿尔伯特·爱因斯坦

Albert Einstein

1921 年诺贝尔物理学奖获得者

发掘你的才能

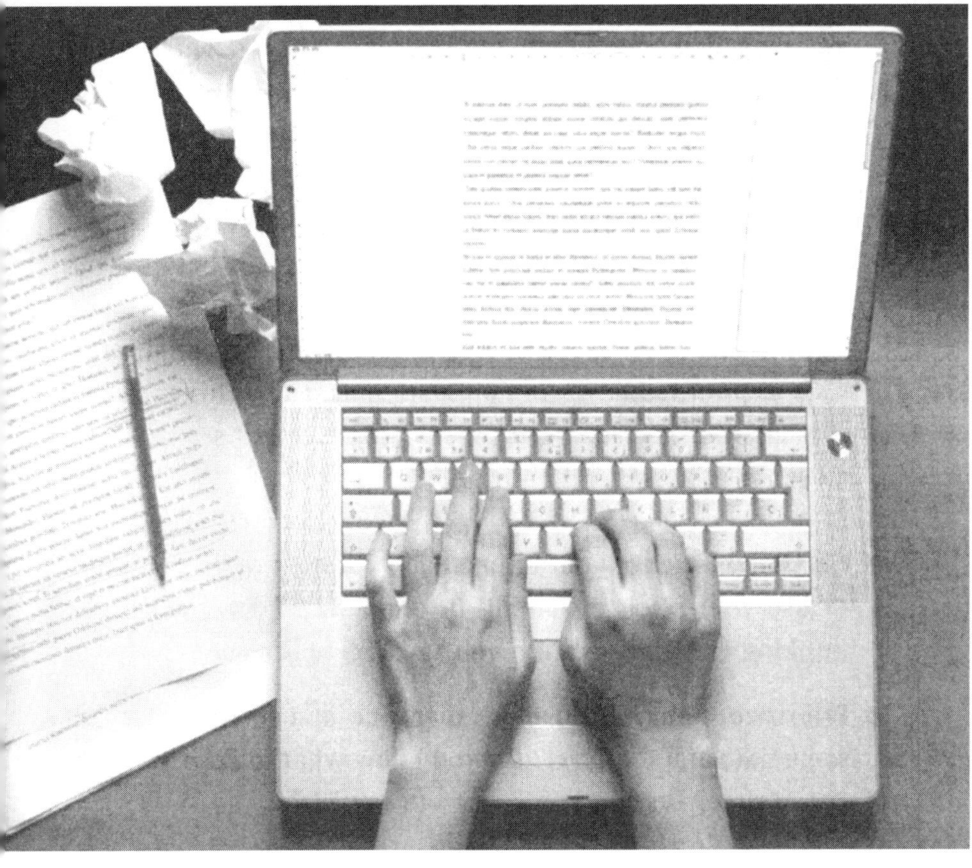

1.1

引 言

可能你还是大学本科生、硕士生或者博士生，在修科学类课程。或者你已经毕业工作了，在大学里做博士后或当教授，或在工业企业或在服务性行业上班。但不论你从事什么职业，不管你正处于职业发展的哪个阶段，科学的做事方法一定对你的工作和人生有益。“授人以鱼，不如授人以渔”。本书不会教你数学、物理、化学、生物等具体知识，但会告诉你掌握正确方法的重要性，以及怎样运用这些技巧和方法。希望这本书能唤醒你的天赋，激发你的热情。天赋 + 热情 = 正确的方法。本章的重点是优先排序、演讲、写作等基本技能，掌握这些基本技能，才能掌握正确的学习方法。

□ **热情** 问问自己的内心，是否愿意从事纯粹的科研工作？还是其他相关领域的工作（把自己的科研能力当作一种额外的优势）？科研工作是否让你每天都充满能量，精力充沛？对于科学研究，你有足够的热情吗？

□ **优先排序** 你可以一心多用，同时做好几件事情且还做得不错吗？在时间有限的情况下，你清楚地知道自己每一步要做什么吗？你知道什么时候说“不”吗？

□ **坚持** 你足够坚决且执着吗？面对接踵而来的问题，你能应付自如吗？你能轻松应对挫折和压力吗？

□ **演讲** 你知道怎样汇报展示你的研究和工作吗？你懂演讲的技巧吗？在电梯里与导师相遇时你知道怎么聊天吗？

□ **写作** 科研，归根结底都是要写论文，通过论文的形式展示你的研究成果。写作的技巧有哪些？“精于心，简于型”（飞利浦跨国公司的口号），“少即是多”这些简单的道理你懂得几分，掌握几层？

□ **资金申请** 你想要投身科研还是商业或者其他行业？怎样才有更大的几率获得资金（基金）资助？

1.2

雷达图

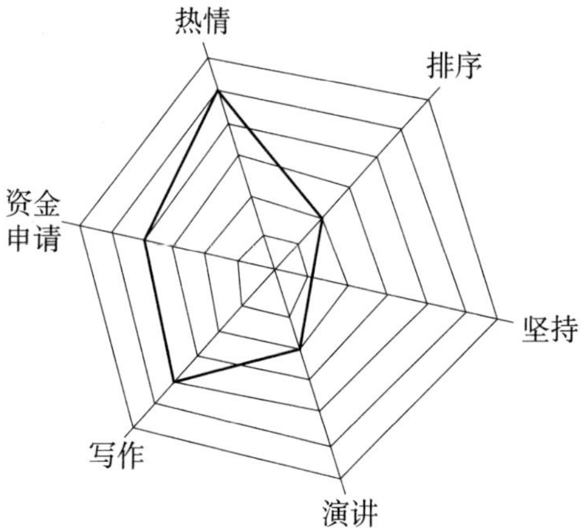

图 1.1 自评雷达图

你对发挥自己的天赋或者能力究竟了解多少？你可以用这个自评图来自查。六个角上你的得分越靠外，说明在这方面你（自认为）越擅长。

自评雷达图下载表格网址：www.talent4science.eu。

下面具体介绍评分规则：

□ **主观直觉评分**：第一次只凭直觉为自己打分，在无意识的自我状态下的评价是最真实最好的。放空你的大脑，什么都不要想，凭直觉在自评图上给自己打分。

□ **客观问卷评分**：通过以下几个问题为自己打分，快速写下你的答案，不要犹豫，不要多想。每个问题的得分分为 6 个等级（0 ~ 5 分，得分均为整数），算一算每个单项自己一共有多少分（最高 30 分，最低 0 分）。然后，将每一项的得分对应到自评图中，0 分在中心，30 分在最外面，每 5 分一个档。可以忽略一些与自己情况不符的问题或修改问题以符合自身情况。

自评结果将在最后一章（制订计划并按优先级排序）中用到。

自评问卷

问卷填写说明：每个问题的得分从 0 ~ 5 分为 6 个等级，得分均为整数，0 分表示“几乎没有”，5 分表示“总是这样”，1 ~ 4 分介于其间。

热情	
我喜欢解决具有挑战性的问题	
我对自己领域以外的研究感兴趣	
我愿意周末或晚上工作	
我喜欢挑战还没有人证明出来的想法	
我时刻准备着更进一步	
我会看电视科学栏目	
总分→	

优先排序	
我清楚自己的长期目标	
我会先做优先级高的事情	
我会根据自己的想法做决定	
我会托别人帮我做事	
我能及时且高质量地完成任务	
我不参加无用的会议	
总分→	

坚持	
我可以较长时间专注于一个问题，心无旁骛	
我可以从新视角看待同一个问题	
我能做到劳逸结合	
我能找到影响工作进度的原因	
工作对我来说是一件愉快的事情	
我能从容应对压力和挫折	
总分→	

演讲	
我会不断修改完善自己的演讲展示直至完美	
我能用画画或图片来讲一件事	
在演讲展示的规定时间内，我能保持从容	
我能用通俗易懂的语言向普通人讲清楚我的工作或我的研究领域	
我准备了一套介绍自己工作的“推广讲稿”	
我总是积极主动争取展示或演讲的机会	
总分→	

写作	
我可以忽略细节问题快速完成写作初稿（草稿）	
我能快速抓住文本文章中的逻辑	
我善于精简文字	
隔一段时间，我会重新审视自己的手稿	
我的文稿很便于读者阅读	
我会让其他人评价我写的东西	
总分→	

资金	
我正在申请项目资金	
我志在钓“大鱼”	
我积极地攒简历	
我能做到重点突出	
我能调整自己的申请以符合投资方的需求	
我申请过参加会议的旅行奖金	
总分→	

1.3

热 情

学习科学是一种愉快的体验，而投身科研更有成就感。你可以选择为推动前沿科学的发展尽自己的绵薄之力，也可以将基础科研成果应用于实际。从事科研，你可以在科学的世界自由探索，满足自己的好奇心，会有人付钱让你实验探索。听起来还不错吧？你愿意投身科研工作吗？除了天赋，灵感、热情、外在鼓励、内在动力都为你的科研之路保驾护航。当你全身心投入，连续数小时工作对你来说也只是小菜一碟。如果学习和工作已经成为了你的爱好，你一定精力充沛，每天早上怀着愉快的心情去工作，甚至有时会因周末的到来而感到失落。

但如果你对工作或学习没有百分百的热情会怎样呢？也许你觉得自己真的不是做科研的料，以后也不会从事研究工作，但技多不压身，这些能力和方法在方方面面都有用。比如，当你疲于生存和工作的时候；当你空有热情却不得要领的时候，这些基本技能就派上用场了。这本书就是帮助你更好地挖掘自己的天赋，发挥自己的才华，为你答疑解惑。下一部分我们将重点讨论怎样让学习和工作变得更愉快。

下面我们通过例子来看看怎样在各行各业（大学、研究所、公共服务领域甚至企业公司等）发挥你的科研能力。

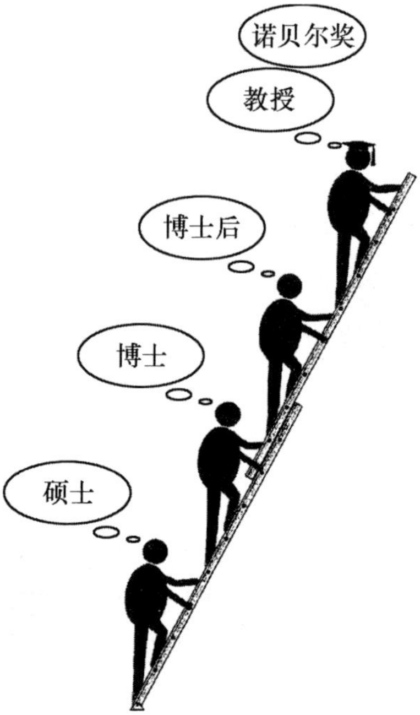

图 1.2　传统科学研究职业发展道路

假设你是博士生，毕业后做了 2～4 年的博士后，然后成为了副教授，十余年后升教授。当博士生的时候，你可能带着硕士生或本科生做课题；做博士后或副教授的时候，你大概已经算一个学术领头人，能独当一面，开始建立自己的研究团队。渐渐地，你的小团队慢慢壮大，到教授的时候，你羽翼已丰，在你的研究领域内占据一席之地。这就是从事科研的传统职业发展道路，如图 1.2 所示。

假设你还是博士生，毕业后做了一两期博士后，然后到研究所或公司工作，几年后，有了自己的研究小团队。又过几年，成为了研发部、营销部、销售部或董事会的高管。公司需要盈利，且要短期内就能出成果，不比大学或研究所，可以给你很长的探索周期，那你怎样让别人相信你、雇佣你？

从头再来一次，你还是博士生，然后做了博士后，如果你不想做学术领头人，可以考虑其他科研职位，比如基金申请项目经理或者科学期刊编辑，这样你仍然可以在科学界工作。

还是从博士生开始，你还可以有另一种人生，比如自主创业，从事科学出版工作，做政府政策顾问或者中小学教师。

现在，读硕士、博士不再意味着将来就要终身从事科学研究。你可以有很多选择，从事科研或科研相关工作，或者下海经商，等等。多元化的职业发展给了大家更多的选择。

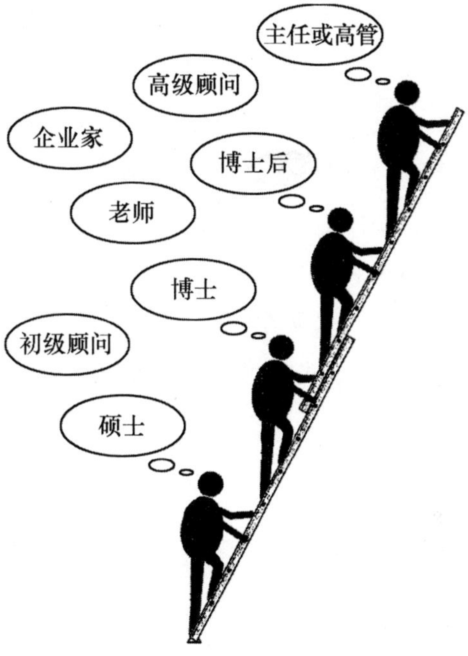

图 1.3 多元化职业发展规划

导师是你的人生榜样，帮助你，指导你，影响你。但是，不要忘了做你自己，你不能也不必做任何人，你成不了爱因斯坦，也不必和你的导师走一样的道路。用你的心规划你的职业你的未来，跟随自己的心，找到自己未来的方向，而不仅仅是用脑子凭理智。

博士后轶事

偶像力量：与两位诺贝尔奖得主同行

在我的办公室里挂了一幅巨大的海报，图上是一片湖和一些建筑物，景致明朗，这是英国剑桥大学的校园风景。海报是2000年为了庆祝“基因组校园”正式建立而制作的。那时候我有幸参加了庆祝典礼，获得了这幅海报。故事就发生在这幅海报中的那个湖边。詹姆斯·沃森（James Watson）和弗雷德里克·桑格（Frederick Sanger）两位诺贝尔奖得主，在距离我和我同事十米开外的地方，我们四个人沿着湖边（就是海报中的那个湖）散步。沃森因发现DNA的结构获得诺贝尔奖，桑格更是两次荣获诺贝尔奖，第一次是因蛋白结构领域的突出贡献获得诺贝尔化学奖，22年后，又因Sanger DNA测序法而获奖，人类基因组计划中DNA测序采用的就是Sanger测序。回想当时的情景，我和两位大牛站得如此近，激动的心情难以抑制。对大师的仰慕和钦佩一直激励着我和我的到访友人，我认为从事科研工作不仅仅是一个职业，一份工作，更是一项事业。

试一试 最初的梦想

回想年轻时，比如十几岁时，什么东西能激发你的灵感，你的潜力？对于未来，你有目标和想法吗？你想过怎样活得有意义，怎样让这个世界更美好吗？再往前想想自己几岁时的样子，你还记得儿时那些快乐时光吗？

现在，请拿出一张纸，把你现在能想到的所有与年少时的想法相关的东西都写下来或者画下来。比如，你曾梦想过研究和保护海洋动物，你曾经因为参观动物园管理区而激动不已，也曾经与世界自然科学基金会的工作者兴奋聊天。不论你想到了什么，把这些写下来或画下来。你画出来的可能是海洋生物、海鸥等。这些兴奋、激动、快乐的体验在你现在的生活和工作中还有吗?

现在拿出另一张纸，写下或者画下你现在生活中最重要的东西，看看自己今天的选择是什么。也许你以为自己现在从事海洋生物的研究或者在南极洲开展研究工作。但是你画的却是坐在实验室里分析数据的场景。比较年轻时的你和现在的你，看看你真正的热情所在以及到目前为止你做出的选择。相信这个测试的意义你已经懂了。

1.4

排 序

懂得发挥自己的能力和天赋很重要。但是，想要实现目标你还得敢说“不”。

做实验、写论文、投稿、修改论文，这些事情很重要，值得你花大量时间，而且这些事情的优先级很高，很紧迫。比如，即将发表的文章预印本必须要在 48 小时内完成校样。工作生活中，你每答应一件事情就多一分风险，因为你可能同时还有许多其他紧急但相对不太重要的事情，这样就可能导致一些很重要但不是很紧急的事情就被搁置了。那怎样避免重要事情的优先级降低呢？

大部分人都无法做到一心多用。我们都听过一个故事，把一篮石头和一篮沙子同时放到一个篮子里，怎么放？正确的方法是先放大石头（先解决大头，先做重要的事），再添加沙子（做不那么重要的小事）。做事的顺序很重要，如果先装了一半的沙子，再放大石头就放不下了。你的课题任务就是大石头，是很重要的事。此外，还要做好心理准备，许多事可能不会像预期进展得那么顺利，所以做工作计划的时候要想着这一点，留一点空余时间。

先做最重要的事，尽管这些重要的事可能只有小部分是紧急的。对于不重要的事，不论这些事有多么紧急，尽量利用零碎时间来完成。

	不紧急	紧急
重要	• 做实验 • 写论文 • 提交手稿	• 修改论文 • 评审回信 • 提交修改稿
不重要	• 日常事项 • 一些无关紧要的小事	• 重写年度报告（而不是在原有基础上修改）

图 1.4　分类计划表

对别人重要的事也许对你说来并不重要，不要让自己的生活被杂事左右。我们都有过类似的经历，比如，一整个下午你都耗在参加老板组织的会议上，但其实你更想改改自己的论文。有时候，即使没有他人或外界的压力，我们也会中途停下来偷偷懒，刷刷网页，和朋友网聊，不知不觉中可能就过了很长时间。这些对你来说并不重要的事情反而耽误了重要的事情。回头想想，你是否经常优先做这些并不重要的事情？想要提高效率，就要把握自己的节奏，学会拒绝诱惑，不要轻易受外界和内心的干扰。

决定要做的事，要灵活完成。有些事情可能会耗费大量时间、精力或者财力，所以动动脑子想想有没有更经济的解决方法。比如，写年度报告时，可以从你的会议海报或发表的论文中摘抄修改；回想你参加过的会议，这些会议真的都很重要吗？哪些会议值得你全程参与，哪些部分参与即可？你在这些会议上举足轻重，不可替代吗？为了节省时间，可以尽量在办公室与别人约见吗（这也可以看出对方是否真诚求见）？如果必须要共同讨论，电话会议或视频可以吗？这些问题的答案应该变成你的“默认设置”，这样才能最大程度节约成本。

参加会议时，总觉得自己是个人物，还挺重要的，但别沉溺在这种情绪中，别养成这种坏毛病，别把参加会议当成职业疗伤而因此浪费了你宝贵的时间。换句话说就是，别让其他人来决定你的时间安排。

享受成功，但请拒绝成功的诱惑。每个人都渴望成功，但成功未必是一件好事，也可能给你带来烦恼。这里的成功指别人真的对你所做的科研感兴趣。做科研这一行，极少数的人能年少成名（通常是硕士或博士毕业论文一炮打响），大部分的人还是在自己的领域摸爬滚打十来年才渐有成就（通常是博士后期间自己的工作得到科学界认可）。但不管是哪种情况，成名后，各种实习或工作单位向你伸出橄榄枝，五花八门的讲座邀请接踵而至，许多合作邀约纷至沓来，有请你当助教的，有让你担任某某委员会成员的。一个接一个的邀请让你兴奋，感到前途无量。但兴奋之余，你必须理智地舍弃一些选项，拒绝一些邀请，否则你的时间将会被各种各样的讲座、会议、课程和乱七八糟的工作占据，你会慢慢失去对科学的热情，在科研道路上止步不前。你的生活像是被这些事牵着鼻子走。千万不要等这一切都发生了才后悔不已。时刻保持头脑清晰，制订好你的计划，合理安排时间，你才是生活的主人翁。

博士轶事

成功的选择

我建立了一家信息技术小公司，公司的核心业务是在我的硕士课题基础上发展起来的。公司很成功，但渐渐地，我发现我对商业没什么兴趣，于是我开始读博继续做研究。虽然开公司能给我带来更多的财富，但我还是放弃了这条致富之道，因为我的兴趣不在这里。博士期间，我研究的一个半成品软件受到了关注，我又到了一个十字路口，选择从商还是继续做科研。因为对未来仍感迷茫，同时考虑到商业方面的需求，我和我的导师商量后，决定延期 1 年毕业，这一年的研究经费由公司赞助。到了博士第 4 年，我已经发表了好几篇不错的论文，有几个新项目也得到资金支持，在这一领域的人脉也慢慢建立起来。然而，选择还是如期而至，科研还是商业？当然这一次，我没有犹豫，我最终的选择是继续从事科研，但同时在研究之余做点商业产品的研发工作，而产品销售管理等其他事情就请专业公司代劳。

试一试 拒绝的力量

一些本该拒绝的事你却鬼使神差地答应了，你多久做一次这样的蠢事呢？昨天（如果你清楚记得昨天发生的事）、今天（包括你现在正在做的事）或明天（如果你明天已有满满的行程），选一天并以这一天的安排为例，好好反省一下自己。把这一天你所有的安排写下来，给每件事贴个标签，从“本不应该”到“最应该”做的事情，按等级标记。同时，把这些事情按时间顺序排好，看看最重要的事你是否排在前面先做或安排在状态最好的时候做？这些任务实际完成时间与预期相符吗？然后想想那些你没来得及做的事，其中有必须要做的事吗？你从自己安排做事的顺序中可有得到什么教训启示？

1.5

坚　持

问题、难题、困难，它们有个共同的名字——“挑战”！不同的称呼代表不同的态度，挑战就是接受失败，享受成功！

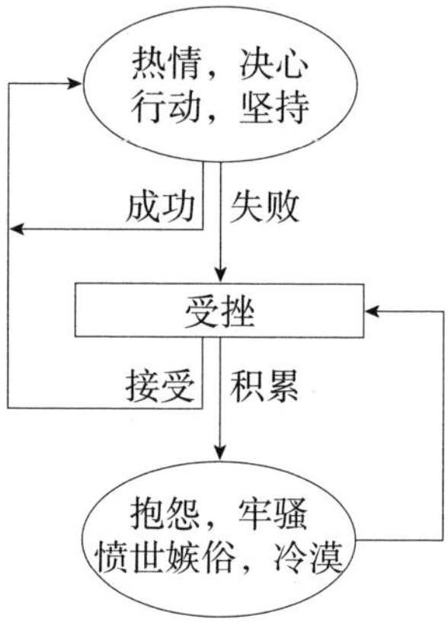

图 1.5　接受失败，享受成功

热情满满的时候，人是不会感到累的，因为你拥有精神力量和坚持的毅力，即使事情没有按预期发展，你也不会自暴自弃。当学生的时候，天天跟课本习题死磕。做科研的时候，最简单的问题早就被解决了，你面对的都是难啃的硬骨头。如果真的遇到难以解决的问题怎么办？关上门，静静地待一会儿，摈弃杂念，咬牙坚持，只要克服了第一个难题，你就能更进一步，每进一步就多一分信心。在无数个没有进展的日子之后，在无数次失败之后，最后一次一定是成功的。失败越多，成功的喜悦越浓。

失败和挫折未必都是坏事，重要的是不要因为挫折而放弃自己，迷失自我。在最艰难的时候，关注结果，想想自己曾经的成功，然后专注现在，不要丧失信心。学会劳逸结合，在紧张工作之余稍加放松，洗个澡，散散步，慢跑晨练，你可能会有不一样的灵感。给大脑留点空间，灵感才有机会入住。多与人讨论，不管是专家还是普通人，在交流碰撞中你可能会发现一个全新的视角。

博士后轶事

成为一个内心强大的人

有一次，我在一篇权威期刊上看到一篇文章，想到了文中所提问题的可能解释。在导师的鼓励和帮助下，我向期刊社写信投稿，经过长达 15 个月的审查，3 次修改之后仍然被拒，真是一次可怕又受挫的经历。最后，我们在另一个期刊上发表了说明，还参加会议得了奖，获得了学术界的承认和赞赏。不管在什么领域，你总会有运气不好、无端受挫的时候，这时候需要成为一个皮糙肉厚、耐摔耐打、内心强大的人。

试一试 重要任务

我的论文已经写了不少了，但还有一大半没有完成，还有这么多实验没有做，我都不知道什么时候能完成。在工作中，你肯定会有一些“重要任务”，比如做实验、写论文、课题规划、申请奖学金。假设你现在有两个任务，一个进展顺利，另一个不尽如人意。这时候你需要极大的耐心和恒心，想一想哪个环节在拖你后腿？你怎么解决这些问题？是什么客观（实验失败导致进度减慢）和主观（你应对问题的能力）因素导致进展不顺？解决这些困难后，想一想从这些不顺中你能汲取什么经验教训？比如，学会收集资料，向他人求助，或者暂时把问题放一放，给自己思考的空间，又或者是与同学或同事讨论讨论，来场头脑风暴，集思广益。

1.6

演 讲

你能在 5 分钟内用演讲的形式展示你的研究工作吗？不可能吧？如果你在电梯里与导师、老板或系主任碰面，你能在短短几分钟内向他介绍你的工作，给他留下深刻印象吗？

万事开头难，用通俗易懂的语言讲清楚一件事，为听者呈现生动的画面感确实非常困难，但从长远来看，这种能力可能就是你改变命运的机会。比如，参加面试或在某个会场遇到科学期刊的编辑（甚至碰到《科学》《自然》这种业界顶级期刊的编辑也不是不可能的）时，如果你能简单明了地介绍你的研究，就能让别人欣赏你，记住你。

准备一场精彩的演讲需要花大量时间，当然，这还取决于你的演讲时长，但是我保证这项时间投入会让你受益匪浅。讨论论文手稿时，我常常让学生和同事只讲最本质、最关键的问题以及最令他们兴奋的结果。通常，他们说的都比写的好。那怎样讲好你的"故事"呢？向你的朋友、父母或者同事讲讲你的研究工作，甚至是对着镜子自己跟自己讲，看你能把自己的课题讲成什么样。想要讲好一个故事需要花很多时间来构思、设计、练习，但要相信所有的付出和努力都是值得的，一分耕耘一分收获。

怎样准备演讲？第一步，把故事讲好。第二步，把你讲的故事做成 PPT。问题来了，怎样制作幻灯片呢？下图第一张幻灯片是大学时经常见到的幻灯片“标准模板”，最上面一个大大的学校 logo，主要部分是几个要点，每个要点都是一整句话，跨越数行。但这样设计没有任何意义，你到底是在宣传你的大学还是你的研究成果？幻灯片的顶部可能是坐在后面

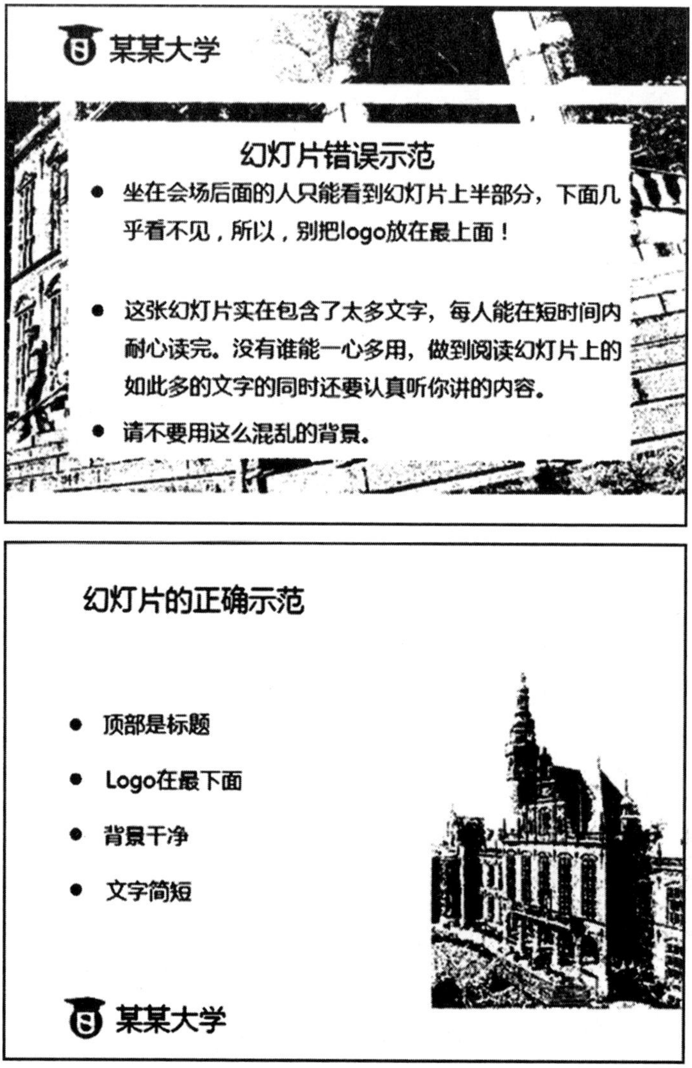

图 1.6　两种幻灯片对比

的观众唯一能看到的部分，不应该浪费在不重要的信息上。不要把最重要的东西放在幻灯片的底部，这是非常危险的一件事，因为通常观众都看不到下半部分。此外，第一张幻灯片的内容太过冗杂，字太多。如果观众一直在看 PPT（幻灯片内容太多，一直要从上看到下），就可能忽略你讲的东西，如果仔细听你在讲什么，就不能同时看这么多内容。演讲时，你面对的是听众、观众，而不是读者。所以，幻灯片上尽量少用文字，只出现关键词、关键信息。试着用简单的图来讲故事，因为图像比文字更直接、更容易被人接受。看看第二幅图，是不是好很多呢？

博士后轶事

卖洋葱

荷兰王后、农业部高官、市长、厂长等许多重要人物来参加荷兰瓦赫宁根（Wageningen）植物培育研究所大楼的奠基仪式。作为接待方的一员，我带着这些尊贵的客人们参观我们的新大楼，介绍研究所的成果。此外，我还有幸得到了一个展示自己研究成果——现代分子植物培育——的演讲机会。虽然只有短短 3 分钟。但我却为了这 3 分钟花了数十倍的时间来准备。用最少的话、最直接的视觉体验来讲艰深的科学研究真的是一件非常困难的事情。3 分钟，你能说什么？最后，我决定用洋葱来支撑我的展示。我去蔬果店买了各种各样的洋葱，给他们贴上彩色标签，不同的颜色代表具有不同抗性、不同产出或不同生长状况的实验结果。解释完我的研究方法后，我得出结论，根据实验结果找到了预期最好的洋葱。我练习讲了无数次，并且不断修改、不断完善。最后的展示非常成功，近乎一场真正的销售会。我不仅展示了自己的研究成果，甚至还把“最佳洋葱”卖出去了，植物培育公司真的买了我的洋葱！

试一试 浓缩是精华

尝试把你的演讲（任何演讲，不管内容有多少，题目有多大）压缩到5分钟内。认真考虑每一幅图、每一句话，看看是否还能更简洁。尽量短小精悍，浓缩的才是精华。把你的同事或朋友当作观众，用精华版试讲一次。先完整地讲一遍，然后一张一张讨论你的幻灯片，看看他们喜欢哪些、不喜欢哪些部分。然后，根据反馈修改完善你的幻灯片，换一拨人，再试讲一次。就是这样，一遍一遍地修改，一遍一遍地完善。最后，你的故事一定会生动有趣又令人信服。时时准备好抓住机会，不论是在会议上还是偶遇的路上，把你的故事讲给业界大牛们听。

1.7

写 作

你已经准备好了 5 分钟演讲来展示你的研究。下一步要做的是把你讲的写下来，就像讲故事那样写下来，当然要比讲述更丰富、更具体。先把你所能想到的，就像讲故事那样快速写下来，忽略拼写语法等问题。除了丰富细节，删繁就简也非常重要。如果你能用一半的篇幅写清楚就不要浪费笔墨，如果你能用简单的话写清楚就不要绕来绕去。

关于怎样写好一篇文章，市面上有许多好书，网上也有许多好的学习网站可以帮助你学习写作技巧（请看后文“深入阅读”这部分）。标题和摘要尤为重要，一个好的标题和摘要才能吸引读者阅读你的文章。摘要一定要足够吸引人，让读者愿意愉快地读下去，既要通俗易懂，让外行看明白，又要有一定的专业性，获内行认可。文章的结构也非常重要，一篇好文章的结构就像一个好网站的界面设置一样，让读者从文章结构上就能一眼辨析你想要说什么。一个好的结构就意味着，不管读者从哪里开始读，都能读懂。

在叙述一些基本事实或知识时，尽量用简单的、接地气的语言来描述，避免晦涩冗长的句子。认真斟酌每个词每句话，如果略有犹豫，记住一个原则，删繁就简，宁缺毋滥，少即是多。图表是一种强调，因为读者更容易注意到也更容易记住图表，所以重要的内容可以整理成图表。写文章最难的就是方法和结果部分，把你做的实验说清楚，解释你的结果和发现，这是一篇文章成功与否的关键。

申请实习或工作时，要写自我陈述和简历。写文章的原则和技巧同样适用于简历。下表是一份简历的第一页，如果让你评价，你觉得这份简历怎样？重点突出吗？

表 1.2 简历

简历
- 学位：博士 - 姓名：约翰 • J • 史密斯 - 性别：男 - 通讯地址：荷兰 5500AB 镇 P.O. Box 1001，某大学某系 - 英语优先通讯：否 - 电话：+31.50.2223334/23300 - 传真：+31.50.22233330 - 邮箱：j.smith@us.nl - 网站（选填）： http://www.us.nl/university/faculty/researchgroup/something/research/neurodegenerativediseases/animalmodels/index

下面是另一个版本的简历，内容都一样，只是格式有所不同，最后提供的网址确实是一个有效网址，但不是原始网站域名。

表 1.2 简历（修改版）

简历	
学位：	博士
姓名：	约翰·J·史密斯
性别：	男
通讯地址：	荷兰 5500AB 镇 P.O. Box 1001，某大学某系
通讯语言：	荷兰语或英语
电话：	+31.50.2223334
传真：	+31.50.2223333
邮箱：	j.smith@us.nl
网站：	www.us.nl/ ~ john

关于写作的最后一点建议：花点时间来沉淀文字。当你沮丧写不好的时候，别着急给你的导师看或向期刊社投稿，隔几天再重新审视你写的东西，把你的文章当成一篇你从未接触过的新文章来阅读，你一定会有新发现！

教授轶事

“简单”，不简单

我曾被一个期刊编辑邀请担任审稿人并就一篇投稿文章写一篇通讯新闻以作介绍。我欣然接受了邀请，但却发现那篇文章结构紊乱，难以理解。起初，我以为是自己知识缺乏，所以读不懂。后来，我反复推敲又与同事讨论，终于弄清楚了那篇文章的逻辑并把实验步骤总结成了一张简单的图，这篇文章瞬间就变得容易理解了。这也证明了图表的简洁性和直观性，一张图胜过千言万语。但不是每一个编辑或审稿人都像我这么有耐心。所以，把复杂的实验用简单的图表来呈现，这是写作的原则也是写作的能力，尽管这不是一件容易的事。“简单”，不简单。

试一试　细品文章

下表是一篇摘要举例。如果你不是这一领域的专家，你也能看出这篇摘要的优缺点。先大致从排版上看看这篇摘要是否易于阅读。然后看看标题是否简明扼要，是否有足够的吸引力。接下来花两三分钟认真读这篇摘要，你了解这篇文章的大致思路了吗？作为一个对此领域不熟悉的人，这篇文章吸引你吗？最后阅读全文。标题中的关键词是否在文中反复出现？文章是否说明了研究的重要性？你有一种恍然大悟或醍醐灌顶的感觉吗？也许你需要反复阅读，甚至大声朗读，逐字逐句仔细品读。你品读出了什么？还想深入了解更多相关内容吗？你觉得这篇文章怎样改可能更好？

表 1.4　摘要（原文）

遗传干预对年龄相关神经退行性疾病淀粉样包涵体形成的影响（果蝇模型） Genetic intervention in the dynamics of amyloid formation in fly models of age-related neurodegenerative diseases
淀粉样包涵体的出现是帕金森病、阿尔兹海默病、亨廷顿舞蹈病等难以治愈的神经退行性疾病的病理标志。随着细胞老化，错误折叠的蛋白聚集形成包涵体，这是细胞的一种自我保护机制。但这些包涵体到底是怎么形成的？遗传因素在这一过程中发挥什么作用？关于包涵体形成机制的研究现在还很少。本文以黑腹果蝇为模型研究淀粉样包涵体的形成过程和相关基因。利用全基因组扫描筛查出了相关基因，这些基因的缺失或突变，会改变包涵体数量和聚集程度。果蝇聚集修饰基因 -1（*ABC-1*）是人类 *XYZ1* 和 *XYZ2* 的同源基因。*ABC-1* 与果蝇寿命相关，功能强大，促进错误折叠的蛋白聚集。我们假设 *ABC-1* 是通过某种未知的通路而发挥作用。在 XXX 基金的支持下，我们继续研究这一通路，希望找到其他特异性的基因。蛋白质量控制通路的发现为我们提供了思路。 Amyloid inclusions are a pathological hallmark of several incurable, age-related neurodegenerative diseases, including Parkinson's, Alzheimer's, and Huntington's disease. These inclusions are formed from misfolded disease proteins that aggregate via toxic intermediates and likely represent a cellular protection mechanism. How these inclusions are formed during cellular aging and how this process is influenced by hereditary

续表

遗传干预对年龄相关神经退行性疾病淀粉样包涵体形成的影响（果蝇模型） Genetic intervention in the dynamics of amyloid formation in fly models of age-related neurodegenerative diseases
factors is poorly understood. Here I will use small animals (*Drosophila melanogaster*) models for amyloid diseases to uncover genes and processes involved in age-dependent amyloid inclusion formation. In genome-wide genetic screens we have identified genes that, when depleted or mutated, alter the number of inclusions or aggregates. We have characterized one of these genes, modifier of aggregation 1 (*ABC-1*), a homolog of previously uncharacterized *XYZ1* and *XYZ2* in humans. We have found that *ABC-1* regulates life-span and drives misfolded proteins into aggregates by regulating the transition from a misfolded monomer to an amyloid seeding structure. The amyloid promoting activity of *ABC-1* is unprecedented. I hypothesize that *ABC-1* represents an unexplored pathway that drives misfolded proteins towards amyloid inclusions. With an XXX fellowship, I would like explore this pathway by developing *Drosophila melanogaster* strains in order to identify and characterize other genes involved. Uncovering this protein quality control pathway will add to our understanding of these life-disrupting diseases and open up new avenues for treating the initiating events in aging-associated neurodegenerative diseases.

你可以用同样的方法来修改你的报告摘要和论文，最好与同学或同事一起完成。两人互相交换，阅读对方的摘要。30 分钟后，互相讨论，说说自己的感觉、印象和改进建议。怎样修改你的摘要让它变得“闪闪发光”，现在你懂了吗？

1.8

资金申请

在本科、硕士、博士或博士后期间，你的课题多半都是延续前人工作。如果你能胜任这些项目，说明你已经达到一定水平，思维更灵敏，理解透彻，可以开始独立开展研究了。这个时候，你开始想要把握自己研究的大方向，而不只是跟着前人的脚步走了。从职业发展的角度来看，越早独立安排和把握自己的研究工作越好。对于一个有能力的学生或研究员来说，想要获得个人奖学金并不难。但如果你已经决定投身科研事业，一定要尽早学会申请项目资金。下面就来说一下资金申请的原则和技巧。优秀是申请资金的筹码，因为没有人愿意向平庸之辈投资。当然，好的申请技巧在其他领域也能发挥一定作用。在公司里，如果想要取得上司的信任，你需要给出一个可行计划；作为企业家，你要让你的客户相信你的产品或服务；作为求职者，你要让求职单位相信你就是那个最适合的人。所以，我们这一章讲到的科研资金申请原则和技巧也可以应用在其他方面。

不同国家可能有各种各样不同的机构（国家科学研究中心、私立基金等）为科研注资，形式也各不相同。有的可能提供参观访问资金，有的赞助你参加会议，有的设立培训基金，培养有潜力的学生。比如，美国心脏协会（American Heart Foundation）给不同层次的学生提供帮助；欧盟给博士或博士后提供研究资金（分为基础和高阶两种，分别给低年级新进博士或博士后以及快毕业的博士或快出站的博士后）；美国国立卫生研究院（NIH）给年轻的研究员提供R01基金作为其课题启动资金。这些资金金额充足，给你自由发挥的空间，并且在国内甚至国际上都备受认可，对你的长足发展大有裨益。不管是申请实习、培训还是项目资金，准备资金申请资料时，一定要在标题、摘要以及简历上多下工夫。摘要决定对方对你的第一印象。一般来说，审核委员会中最多有一到两个专家了解你的研究领域，其他委员会成员都是其他领域的专家，但也会参与你的项目申请审核。你的申请摘要应该充分描述项目任务，写清楚你正在研究的主要问题和核心挑战，你的预实验能提供什么证据。最重要的是，要“投其所好”，对方想要什么你就展现什么。这里要提到显性需求和隐形需求，显性需求就是对方提出的明确要求，隐形需求可能就是基金委员会的偏好。总之，站在对方的角度写申请，你才能让评审委员会相信你、选择你。

如果是申请个人资金，所有的聚光灯都应该打在你身上，把你自己最专业、最优秀的一面展现出来就足够了，但一定要实事求是。对于年轻的研究者来说，你的优秀硕士论文、你对某课题的突出贡献、你发表的第一篇文章或参加国际国内会议的海报都是申请资金的重要筹码。但对于经验丰富的研究者来说，更为重要的是你的论文引用次数、曾经参与过的研究项目、访问学者的经历（尤其是在国内外大牛实验室访问学习的经历）、你获得过的荣誉和奖项、新闻报道或科学期刊对你研究工作的报道关注（比如提及你名字的社论、新闻、评论文章等）。总之，就是用一切事实和数据来证明你的能力和潜力。所以，一定要有一份漂亮的简历。当然，也不要忘了展示你的领导力。除了科学性和专业性，你是一个怎样的人，一个踏实工作的人还是一个优秀的领导者，这些也非常重要。评审委员会要在你身上看到其投资能得到回报的最大可能性。

一般基金或资金申请材料是由同行专家来评价的，一般是匿名评审。评审是一项非常艰难的任务，评审团要在非常短的时间内综合评价每一份申请材料，初审可能 5 分钟就审一份材料。所以，你的申请一定要易读易懂、第一瞬间就吸引评审者的目光。语言太过枯燥贫乏，想法不够新颖创新，这些会让评审者很快失去对你的兴趣和关注。通俗易懂、创意盎然才是制胜法宝（关于这一点，可以参考前文“写作”部分）。

教授轶事

发表你的项目提案

一些项目需要大篇幅来介绍研究背景，就此我做了一个小尝试。我把项目提案的背景部分稍作修改，并加以总结，然后向《自然》期刊社投稿。期刊社编辑对我的文章非常感兴趣，经过修改，我的文章最终在“观点”(“Perspective” 或“opinion”) 栏目发表。但发表文章不是我的最终目的，申请项目资金才是我的终极目标。我把这篇文章作为我项目申请的背景介绍，不出意外，我的申请得到高度重视，顺利通过。

试一试　摘要润色

上一部分的自我测试中，你已经学会阅读一篇摘要并评判其优缺点。这个测试的目的是学会评价基金申请的摘要并将其修改得更好。通过排版你可以简化一篇摘要。下面这篇摘要仅在原文基础上重新排版，内容不变。略作修改后的摘要，你觉得怎么样？每一部分之间的隔行留白是否让阅读更轻松？

表 1.4 摘要（重新排版）

遗传干预对年龄相关神经退行性疾病淀粉样包涵体形成的动态影响（果蝇模型） Genetic intervention in the dynamics of amyloid formation in fly models of age-related neurodegenerative diseases
淀粉样包涵体的出现是帕金森病、阿尔兹海默病、亨廷顿舞蹈病等难以治愈的神经退行性疾病的病理标志。随着细胞老化，错误折叠的蛋白聚集形成包涵体，这是细胞的一种自我保护机制。但这些包涵体到底是怎么形成的？遗传因素在这一过程中发挥什么作用？关于包涵体形成机制的研究现在还很少。 本文以黑腹果蝇为模型研究淀粉样包涵体的形成过程和相关基因。利用全基因组扫描筛查出了相关基因，这些基因的缺失或突变，会改变包涵体数量和聚集程度。果蝇聚集修饰基因 -1（*ABC-1*）是人类 *XYZ1* 和 *XYZ2* 的同源基因。 *ABC-1* 与果蝇寿命相关，功能强大，促进错误折叠的蛋白聚集。我们假设 *ABC-1* 是通过某种未知的通路而发挥作用。在 XXX 基金的支持下，我们继续研究这一通路，希望找到其他特异性的基因。蛋白质量控制通路的发现为我们提供了思路。 Amyloid inclusions are a pathological hallmark of several incurable, age-related neurodegenerative diseases, including Parkinson's, Alzheimer's, and Huntington's disease. These inclusions are formed from misfolded disease proteins that aggregate via toxic intermediates and likely represent a cellular protection mechanism. How these inclusions are formed during cellular aging and how this process is influenced by hereditary factors is poorly understood. Here I will use small animals (*Drosophila melanogaster*) models for amyloid diseases to uncover genes and processes involved in age-dependent amyloid inclusion formation. In genome-wide genetic screens we have identified genes that, when depleted or mutated, alter the number of inclusions or aggregates. We have characterized one of these genes, modifier of aggregation 1 (*ABC-1*), a homolog of previously uncharacterized *XYZ1* and *XYZ2* in humans. We have found that *ABC-1* regulates life-span and drives misfolded proteins into aggregates by regulating the transition from a misfolded monomer to an amyloid seeding structure. The amyloid promoting activity of *ABC-1* is unprecedented. I hypothesize that *ABC-1* represents an unexplored pathway that drives misfolded proteins towards amyloid inclusions. With an XXX fellowship, I would like explore this pathway by developing *Drosophila melanogaster* strains in order to identify and characterize other genes involved. Uncovering this protein quality control pathway will add to our understanding of these life-disrupting diseases and open up new avenues for treating the initiating events in aging-associated neurodegenerative diseases.

下面是这篇文章的标题和摘要修改后的版本，对比一下有什么不同？你更喜欢哪个版本，为什么？你还能在此基础上进一步修改润色吗？

表 1.5 摘要（个人资金申请修改版）

年龄相关神经退行性疾病：黑腹果蝇研究开启人类基因干预新思路 Age-related neurodegenerative diseases: how the fly *Drosophila melanogaster* will open up novel strategies for genetic intervention in humans
帕金森病、阿尔兹海默病、亨廷顿舞蹈病正逐渐发展成为危害西方国家群众的主要疾病。患上这些不可治愈的疾病将给人类的老年生活带来极大的困扰。我们正努力寻找预防和治疗疾病的方法，因此探索疾病的发病机理尤为重要。 淀粉样包涵体的出现是神经退行性疾病的病理标志，这些包涵体是错误折叠的蛋白聚集形成的。关于包涵体形成机制的研究现在还十分有限，但是以黑腹果蝇为模型的研究大大推动了这一领域的研究进展。此前，我们在 X 和 Y 期刊分别发表过文章，发现了改变包涵体数量和聚集程度的基因。果蝇聚集修饰基因 -1（*ABC-1*）与包涵体的形成相关，能促进错误折叠的蛋白聚集。 本研究的目的就是充分揭示 *ABC-1* 基因的分子机制及其参与的调节通路。本项目将重点放在……和……上。总之，果蝇的基础研究有利于深入理解年龄相关神经退行性疾病的发病机制，为我们提供了研究新思路。 Parkinson, Alzheimer, and Huntington are quickly becoming major diseases in the Western World and frustrate humankind's strong desire for healthy aging. We urgently need prevention and intervention strategies, but we must first understand how the underlying molecular mechanisms work. The pathological hallmark of these age-related neurodegenerative diseases are misfolding of proteins and so-called amyloid inclusions. The mechanisms underlying misfolding and inclusions are still largely unknown, but can be studied using the fruit fly (*Drosophila melanogaster*) model. In my pioneering work published in journals X and Y, I was able to find key genes which alter the number of inclusions or aggregates. In particular, this work pointed towards the *ABC-1* gene regulating the transition from a misfolded monomer to an amyloid seeding structure. I have shown that the amyloid promoting activity of *ABC-1* is unprecedented.

续表

年龄相关神经退行性疾病：黑腹果蝇研究开启人类基因干预新思路 Age-related neurodegenerative diseases: how the fly *Drosophila melanogaster* will open up novel strategies for genetic intervention in humans
The project aims to fully elucidate the molecular mechanism and the pathway in which *ABC-1* operates. To this end, the project will focus on the following tasks……and……. In conclusion, this fundamental research project in the fruit fly will lead to a breakthrough in our understanding and open up important new avenues for treating the initiating events in aging-associated neurodegenerative diseases.

按结构来分析这篇摘要。第一段陈述研究课题的主要问题，第二段介绍课题背景，第三段叙述你的假设和初步实验结果，第四段说明项目目标和阶段性任务，最后重点阐述研究课题的（投资）价值所在。从内容上来看，原文缺少目标和任务。从结构上来看，修改后的摘要分段更清楚，理解更容易。

1.9

习 惯

下面列出了一个高效率的学生或科学家所具备的好习惯。

☐ 有很强烈的动力

☐ 总是寻找挑战

☐ 积极参与，精力充沛

☐ 分清主次

☐ 有主见

☐ 努力工作

☐ 从不放弃

☐ 对自己高标准严要求

☐ 专注，目标明确

☐ 能按时完成任务，不拖延

☐ 从容应对压力

☐ 说话简明扼要，切中要点

☐ 写作清晰明了，重点突出

☐ 能够寻找机会，创造机会，抓住机会

☐ 演讲展示能力优秀

从上面所列选项中选择你最擅长和最不擅长的两项。你有什么实例证明你的选择吗？比如某件具体的经历过的事情正好印证了你的某个习惯。

2

“无论是纯粹科学还是应用科学，最困难的问题只能通过全球科学界的公开合作来解决。”

——肯尼斯·G·威尔逊

1982 年诺贝尔物理学奖获得者

运用别人的才能

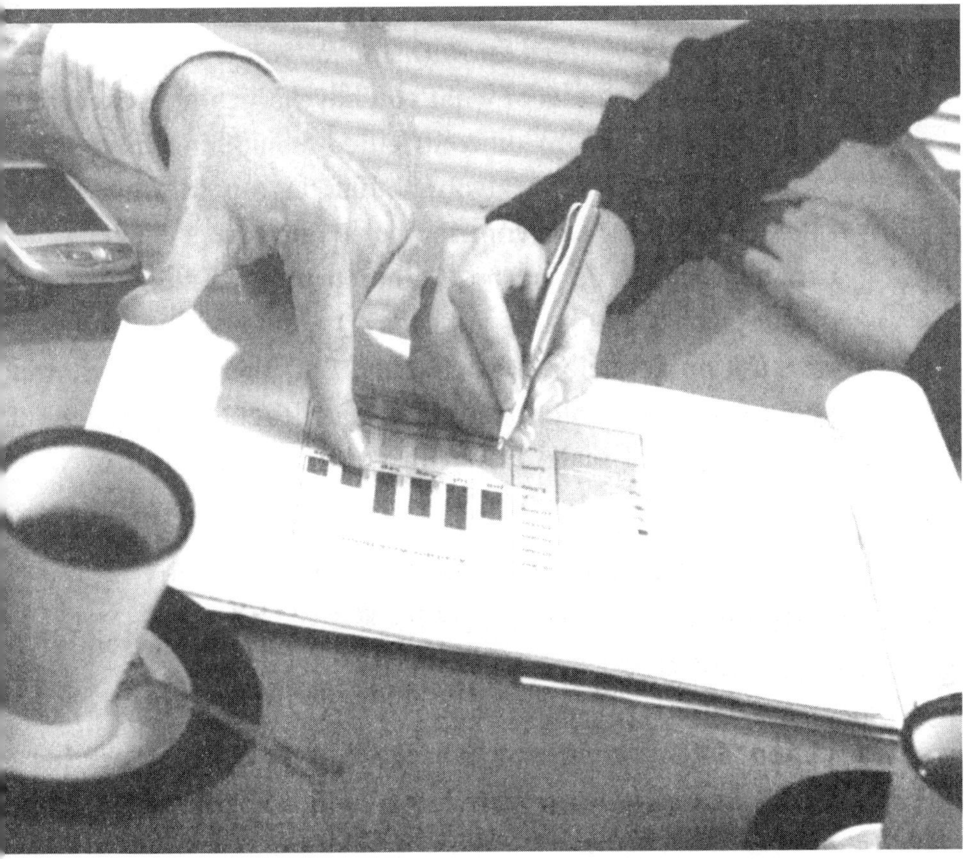

2.1

引　言

一加一等于二吗？错！一加一的结果远大于二，这就是协同合作的真谛。因此，要懂得将自己与他人的科研才能相结合。

无论你是一名本科生、硕士生或是博士生，学校的考核通常是以学生的学习情况（以某种方式进行，例如，考试）以及所作出的贡献（新颖和创造力）为依据。你的科研成果通常是在前人的研究基础上完成的。如何能够充分利用前人的发现？如果你是一名博士后或是教授，你可能会指导学生的学士、硕士或博士课题，也可能会与国内或国际上的同事合作共事。那么如何才能更好地与他人协同合作呢？我认为最重要的因素有以下几点：

□ **阅读**　作为科学家，常常需要大量阅读科研文献，但科研文献中过多的数据可能会干扰你的阅读。所以你需要明确，应该阅读什么？如何阅读？

□ **倾听**　科学家们会在各种会议上发表自己的科研成果。一个优秀的倾听者可以快速地获取知识。在倾听的过程中，那些令你困惑的问题可能会突然得到解答，使你茅塞顿开；脑海中突然涌现的新点子会让你感到简直不可思议。你能成为一个更好的倾听者吗？

□ **提问**　对他人所展示的内容表现出真实的兴趣，并通过提问来表明自己的兴趣。你知道应该如何有效地提问吗？每个人都担心自己的问题太过愚昧，但至少你可以从回答中学到新知识。

□ **分享** 长远来看，什么才是良好的习惯呢？是毫无保留地向他人分享自己的成果呢？还是故步自封、拒绝与他人交流呢？想一想谷歌和维基百科是如何起步的吧！

□ **合作** 一人不及两人有智慧。如何在单一学科或多学科团队中与他人顺利合作？在合作中可能会出现哪些问题？你又该如何处理呢？

□ **不断前进** 你一定希望自己在学习或工作中能够充分发挥自己的才能。那么应该如何选择适合自己的环境呢？在不更换环境的情况下又该如何确保在职业道路上不断前进呢？

2.2

雷达图

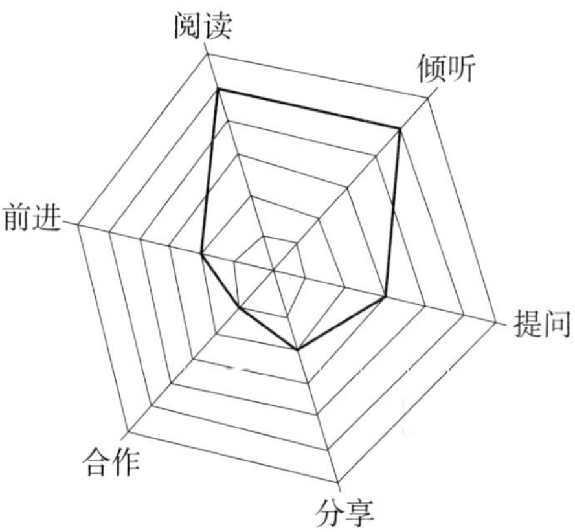

图 2.1 描绘你个人分数的雷达图

你是否能够很好地运用他人的才能呢？请通过你的直觉回答以下列表中的问题，以得出上面网格中的分数。请快速写下你的选择（不要思考过多），分数范围为 0 ~ 5 分，最后计算每一类问题的总分，把分数描绘在网格上，以查看测试结果。

借助他人的才能

分数范围：几乎从不 =0-1-2-3-4-5= 几乎总是

阅读	
我使通过电子通知来获取最新的相关文献	
我通过对角线阅读来快速评估文章	
我能够快速分辨不合理的科学论证	
我阅读自身领域以外的报纸或期刊	
我了解自己领域内期刊的影响因子	
我通过回顾他人的文章来学习知识	
总分→	

倾听	
我会注意听事物是如何被描述的	
我会注意听哪些有被提起过，哪些没有被提起过	
我会反省自己是否听懂了	
我会辨认细微的肢体语言	
我会认真倾听别人的反馈	
我会积极地倾听自己的声音	
总分→	

提问	
我会问询与自己工作相关的反馈	
我会问询与自己表现相关的反馈	
我会持续寻求重要公开问题的解决办法	
我会在演讲时向听众提问	
我会问询他人自己应该如何改进	
我会向他人问好	
总分→	

分享	
我拒绝与缺席者分享我的观点	
我与年轻的科学家分享成果	
当我感到自己被利用时我会避免产生怨恨的情绪	
我根据别人愿意分享的程度来选择合作者	
我会给出未经请求的正面的反馈	
我会结合负面以及正面的反馈	
总分→	

合作	
我重视与非科学家同事的合作	
我在团队中表现很好	
我会忘掉合作不成功的不愉快	
我渴望从他人身上学习	
我会提前为会议做好准备	
我在会后能够很好地总结会议内容	
总分→	

前进	
我会努力弥补我的不足之处	
我对领域的发展有很好的了解	
我喜欢改变	
我会仔细选择未来的导师 / 雇主	
我会在离开前与未来的同事聊天	
总分→	

2.3

阅 读

在一所历史悠久的大学的图书馆，你会看到书架上摆满了各种科学期刊，一些期刊的卷数甚至可以追溯到20世纪初。你所看到的正是许许多多科研能人的创造。你可以在这些知识的基础上继续创造，同时你也将会站在巨人的肩膀上，从他人的才能中取得巨大的收获。但是你的时间只够阅读全部文献的一小部分，那么你应该读些什么呢？应该从哪里获取所需文献呢？应该如何阅读呢？

获取文献正变得越来越简单，你可以利用现代媒体在ISI Web of Knowledge、Web of Science、Scopus、Google Scholar或者PubMed上选择相关的文献或书籍。你也可以浏览Faculty of 1000 Biology、Faculty of 1000 Medicine或者类似的网站。这些网站上列有特定领域的热门文献。希望在不远的将来更新的信息工具（例如语义网）也能够为你提供帮助。请继续关注这些新的进展。

“阅读什么”这一问题正随着每年发表成千上万的科研论文而变得越来越难回答。你可以在以上提到的搜索引擎中填入关键词，包括科学词汇、作者姓名、期刊名称，你还可以将发表时间限定在某一特定时间段。你需要仔细选择关键词的组合来精确地找到你真正感兴趣的论文。如果你得到的文献数量极为有限，则说明你已经是这该领域的先驱了。然而大多数情况下，你可能会发现自己依然淹没在大量的相关文献中。这时你可以再加入额外的关键词：比如你可以找一些综述性文章。这些综述性文章的作者已经代替你阅读了大量文献，因此你只需要阅读综述即可（参见本章趣闻）。某些综述中引用的文章可能会引起你继续阅读它们的兴趣（并检查它们是否偏离综述的主题过远）。再次进行检索是个好主意，但这次主要检索那篇你感兴趣的文章作者的最新文章。有些期刊会自动帮助读者检索此类的最新文章，然后通过在期刊中刊登这样小的新闻报道从而为读者提供信息服务。经常阅读《NATURE REVIEW》《Trend》系列期刊或者《Physical Review Letters》这类期刊可能会为你带来极大的好处。当然，通过询问其他人喜爱阅读的期刊和书籍也会为你带来帮助。

那么，应该如何阅读文献呢？从头到尾一字不差的阅读方式会耗费大量时间。更好的方法是去顺次或对角阅读文章的题目、摘要和段落首句，然后阅读文章的表格和图片。这种方法不会耗费过多时间。在进行这一方法的每一步骤时你都可以随时决定是否继续阅读下去。如果你觉得一篇文章晦涩难懂，那主要是因为作者没能表述清楚。你可以将初步筛选出来的文献打印下来，用荧光笔标记重要的句子或章节或者用于重点提示（比如用荧光笔标记出“第一”“第二”“第三”这类词汇）。你可以将自己的笔记、疑问以及评论记在纸张边缘空白处。你还可以将自己真正感兴趣的文章以纸质文档和电子文档的形式储存在你研究组的文献数据库中。你也可以向你的同事请教一些快速阅读的技巧。

另外，阅读还有一个非常重要的作用：帮助你提升写作水平。为保证文章的可读性，《自然》和《科学》期刊中的文献都经过了精心的编辑。《自然》期刊上甚至会直接告诉你如何能够写出顶级的文献摘要。阅读每卷末尾带有网址链接的扩展部分。一个快速学习写作的较好途径是审慎阅读并评论其他人认真写出的手稿。这是一项非常有教育性的练习，你可以从中了解到哪些手稿中的内容会令人感到不舒服（审稿人也会同样非常严格地评判你的文章）或者哪些内容令你印象深刻（模仿学习的例子）。记住，你的评论应该写在图片的右下方。同时，你要学会分析他人对你文章的评论报告。（例如，一些长的批判性观点可能实际上并没有实际论据）。

	非批判性的	批判性的
坏	• 无经验的评论者	• 大多数是没有论据的负面评论
好	• 未经证实的正面评论 • 人与其他人之间互通有无的地方	• 正面或负面评论 • 建设性的、平衡的、有充分事实支持的评论以及额外的指导

图 2.2　批判性阅读和评论：好坏之分

教授轶事

热爱“游泳”的我

我是一个另类的人，大部分科学家都不愿意成为我这样的人。为什么呢？我每天坚持阅读 20 ~ 50 篇文献。我非常善于阅读文献，并利用这项技能完成了许多篇综述。这样的一篇综述可以轻松地使你和其他人免于阅读 100 篇文献。我会通过打印电子文档的方式收集大量文献。有时我会在电子文档库中寻找我还没有读过的文献，一旦发现有尚未读过的文献，我就激动不已，恨不得马上阅读它，因此我从文档库中找出这篇文献的纸质版。但令我吃惊的是，眼前这篇文章早已经划满了各种标注，纸张的边缘也写满了笔记。哦，原来我曾经读过这篇文章，但现在就连一个词或一张图都完全不记得了，我大脑里没有任何关于这篇文章的记忆。你今天所读过的一切都会在明天遗忘，这是一件多么令人沮丧的事情。但后来我突然意识到，并不需要在意这件事。我所阅读过的所有东西整合起来所得到的最终结论和发现是一个绝佳的终点，而这个终点最终有可能会得到实现。阅读大量文献就像逆水前行，却有可能永远也到达不了终点。但谁在乎呢？我热爱游泳，从一篇文献中获得更多阅读的乐趣是件非常有趣的事情。通过阅读我的综述，你就可以在我曾经阅读过的文献海洋中畅游。

试一试 批判性阅读练习

你的实验室里是否有一位正撰写论文原稿的学术领头人？我猜一定有。向他或她要来一份论文原稿，或者找一篇已经发表的文章，带着批判性的眼光阅读这篇文章，并得出一个经过深思熟虑的观点。像同行评议一样撰写一份简单的报告，并思考要推荐发表这篇手稿还需要哪些修饰和改进。本着学习批判性阅读的目的尝试与负责人以及你的上级一起讨论一下这篇文献以及你的报告。

你也可以就这篇文章邀请几名同学或者博士后举办一个论文沙龙，向他们提出挑战，让他们也撰写一篇评论报告并且准备进行辩论。你可以把自己当作一位主编来总结这些报告，并最终决定哪些改进对于你和你的编委会接受这篇文章是必要的。你和你的导师可以邀请这位主要负责人来到“大师讲堂”与你们一起进行 1 ~ 2 小时的讨论。

2.4

倾 听

倾听是极为重要的。你应该仔细倾听同事展示他的工作成果，倾听其他人向演讲者的提问，倾听合作者以及客户的声音，最后，同样重要的是，在你进行展示或洗澡时倾听自己的声音。

你可以以一种“探求”和“逻辑”的形式来倾听，从而获得新的知识，理解他人的推理方法或者发起讨论。重要的是，你会意识到自己经常会利用目前有限的知识和对于事物原本情况的有限认知来解释所听到的事物。这里引述一句非常有趣的话：

“我能够确定你自认为已经理解了我所说的话，但是我不能确定你意识到了你所听到的并不是我真正的意思。”

——Robert McCloskey，美国国务院发言人

你也许想要以一种开放式的思维来练习倾听。那么应该如何去做呢？首先，要对你正在听的事情表现出真实的兴趣，不要左耳进右耳出。第二，要意识到你内心的解释系统。你心中的世界地图就像一个二维的薄饼，而其他人的则更像是一个三维的球。你内心的解释系统应该做出调整，延长接受信息与巴普洛夫式输出判断间的反应时间，这样你就有可

能改变你的感知或者至少推迟你做出判断的时间，并且可以开始提出问题（见下一章节）。幸运的是，我们人类有机会建立起这个额外的处理步骤，而科学家都应该要学习这个重要的技巧。这个技巧能够使倾听的过程成为一项激动人心的活动，在这一过程中可能会得到意想不到的结果（例如协同作用）。当时改变你的感知方式就像下则引言所言并非那么简单。这些话来自于一位曾经做过“品读一篇文章”的测试，这一测试出现于上一章节关于写作的部分。

“看到别人是如何对我关于他们摘要的评价做出反应的是非常有用的（例如即使在我要求他们放弃他们的某些术语时，他们仍然不能做到）”。

“惊奇的是我对别人关于我的摘要的评价所做出的反应是如出一辙的（例如我也会非常固执地拒绝将某些术语替换为简单的词汇）”。

“非常感谢这种互换的练习让我意识到真正去倾听别人的反馈是多么的重要”。

还有许多倾听的技巧可以去练习。你可以仅仅去听别人说了什么，当时从这些话中通常也可以获取许多额外的信息：通过别人说话时的停顿，句子间的信息或者没有被提到的事情，都可以获得额外信息（尽管这件事对于母语者来说相比于交流语言是自己的第二语言者要简单一些）。如果你仔细倾听便可以分辨出演讲者是在用一种有力而坚定的语气表达自己的观点，还是用充满疑惑的语气在演讲。你也同样应该认真“倾听”评判者对于你文章的批评、建议和赞赏。认真地去思考这些。当你的听众在你演讲后问出了一些“愚蠢”的问题，或者你的报告以及手稿的审稿人错误理解了你的信息，那么你应该反省自己（而非责怪提问者）。不要在争论或自我辩解上纠缠不清；而要利用这些信息好好改进你的演讲以及文章。

下表中列出的一些词汇是一个非常有意思的信息源。让我们以

“I MUST”为例。你多久会听到自己或者别人说“我必须参加这个会议”或者“我必须写这篇正式报告”。你也许想要将“我必须”替换为“我想要”，并且想要检验自己（或者别人）是否真正想要实现某一目标，或者当自己仍然停留在“我必须”时哪些行动是合适的。或者，“接受事物本来的样子”并且“做需要去做的事”，或者“了解你真的不想做哪些事情并且对这些事情说不”。这里有另外两个弱化语言的例子：“我打算努力赶上截止日期”或者“我希望你可以帮助我”这些话听起来并没有说服力；它们听起来就像你已经准备接受失败了。

表 2.1 替换弱化的语言

弱化的语言	积极的替换
我必须	我想要
我遇到一个问题	我遇到一个挑战
我打算努力	我会做（是 / 否）
我希望	我相信
是的，但是……	是的，并且……
我怀疑	我会弄明白的
这件事会失败	没有失败就没有学习
我不能……	什么可以帮助我呢？
我发现这件事很难	我发现这件事很令人激动
我愿意	我想要
也许	删除！
基本上	删除！
这使我 / 你使我……	这是我的行动 / 这是我的选择

一方面这可能是现实情况，但是另一方面，弱化的语言可能使你失败，而更强的语言使你获得成功：专注于正确的事情。

你也可能会阅读一些其他人的文章并且写一些评论。那么请仔细倾听自己的声音。在阅读某个段落或者研究某些图表时，任何的感觉或者第一印象，特别是开心或者困惑，都可以被翻译为某个有用的改进建议。如果你觉得这个段落太长，那么就说出来。如果你感觉文章结构不清或者过于夸大也要说出来。其他人的工作也可以教你如何改进自己的文章或者如何完美地讲述自己的成果。可以自由地去学习他们写作的内容安排和风格，避免那些会使你感到困惑的内容。

你也可能被要求参加一场面试，作为工作选拔或者基金评选的最后步骤。此时你对你的成果以及提案充满了热情——这样是非常好的，但是请注意到这样一个警告：在你意识到这点以前，你可能正在对着评委会成员讲话而不是交谈。个人演讲 5 或 10 分钟，或者很长的回答在这一阶段都不适用。要把所说的话尽量保持简短（KISS），并且在你回答问题时要注意倾听别人的问题以及他们的肢体语言。要和你的听众时刻保持联系。

博士后轶事

找到啦！

我与我的导师曾经到苏格兰爱丁堡参加过一次会议。当然，我们参观了爱丁堡令人印象深刻的古堡，但是会议本身也十分值得留念。会议上有着许多有意思的演讲，但其中的一个演讲非常特别：当我在倾听这个演讲时，我突然注意到一张 PPT 上展示的一个技巧对于解决我自己的一个完全不同的问题也同样具有非常重要的价值。回到家后我开始尝试这一技巧，发现它真的非常有用，使得我的研究工作取得了巨大的突破。但是这一故事最惊人的地方：会议上这名演讲者是谁呢？他正是我的导师。尽管在平时工作中我与他仅有一墙之隔，但是这场会议对于我与导师之间的交流也是很重要。在几个月来我们都忽略了这种协作的机会，就是因为我们过去没有很好地交流和倾听。

试一试 借力倾听

我希望你在下次参加会议时可以练习一下主动倾听。请仔细倾听并且在三个水平上总结你的发现：首先是在描述水平（只要记录听到的东西）；第二是在移情水平（记录演讲者的优势、弱点或者表达的情绪）；第三是在反馈的水平（给出作为倾听者对于演讲的形式、推理或者感情的主观评价）。

你也可以专门组织一个会议，邀请两个（或者更多的人）来参加这个会议。某个人可以就他的工作、个人生活或者其他大家想要了解的内容做几分钟的演讲。接下来被指定的那名倾听者将负责回述整个故事，首先在描述水平、其次在移情水平、最后在反馈水平。最后，演讲者和其他倾听者可以从各个层面对这个倾听者所听到的或者遗漏的东西进行评论。每个人可以更换自己的角色继续进行这样的练习。

2.5

提 问

科学家总是在最新知识的前沿工作。工作中有许多你想要了解的东西，也有许多你可以提出的问题。但是一个愚蠢的人提出的问题可能会比一个智慧的人更多。那么哪些提问可以帮助你真正进步呢？让我们来看看提问问题的两种类型：“封闭式”和“开放式”。

你可以通过封闭式提问来引导讨论的方向，或者引导回答。假设你是一个专家，并对某一个主题更为了解，或者某些人为了逃避问题而给出一些模糊的回答，这时你就需要提出封闭式问题“它是 A 还是 B，或者还是其他的事情呢？”来明确某些问题（在这里你对于 A 和 B 比其他人有更多的了解，因此你可以更好地用语言来表达这种选择）。

你可以通过开放式提问给其他人更自由的回答空间（和时间）来与你分享事情。这种类型的问题适合于探索、扩展和深入研究某一问题（开放性思维）。例如，提出“你能给我讲一些关于——的事情吗？”或者“你对这件事看法如何”这类的问题。这种提问方法往往会引领你遇到新的创造性的机遇，并且可以帮助你获得比封闭性提问更好的答案。

现在你提出了你的问题并且得到了解答。这就是讨论的结尾了吗？你是否想进行更多的辩论呢？一个回答往往只是一个故事的开始，这其中还有许多普遍性的或者未被阐明的问题值得讨论。所以如果回答是以“总的来说”或者“通常”为开头，那么接下来你应该继续提出一些新的开放性或者封闭性的问题；例如，“这件事是什么时候发生的？”“它什么时候不发生？”或者“它发生的频率是怎样的？”从而帮助其他人形成一个可以衡量的，特异性的和具体的回答。下表中列出了更多有助于引出问题的词汇。如果某些假设或者其他人的解释尚不清晰时继续提出一些问题当然是合适的；在最坏的情况下，一些人可能会忽视一些情况而使得事物变得比原本更加好看。

表 2.2 提出简单明了的问题

仅有有限信息的词汇	继续提问
更好、更快、更有效率、全新的……	与谁或与什么相比呢？
它、他们、有时、经常……	什么证据可以支持这个观点呢？
每个人、从不、全部……	具体是什么 / 谁 / 什么时候……？
必须、应该、合适（或者不必须、不应该、不合适）	你怎么知道的呢？
	如果……会发生什么呢？

许多年轻的科学家发现自己在公众场合很难提出问题。如果你不能提出一个很聪明的问题也不必担心；只要从提问一些简单的问题开始入手即可。有许多种方法可以做到。一旦发现自己不能理解其他人的讲话：请随时向他问清楚。一旦你听到某些词汇能够提供的信息有限（见上表）：那么请马上询问更多具体的信息。例如有人说自己的方法优于另外一种方法。那么就可以问一下“这种方法要好多少呢？”或者“你是如何量化这个优势呢？”当你听到一些弱化的语言（见前章“倾听”内的表格）：请询问演讲者为什么要用这样的语言呢？例如有人说他的方法基本上是在做这些或者那些。这时就可以继续提问说“你是否过于简化这个过程了呢？”或者“这里是否存在一些误区需要我们使用更为复杂的方法来解决？”你可以在你的部门或者小组会议中通过主动提问来练习你的提问技

巧（见下面的练习“现在你在提问”）。请提出问题，即使是听起来显得很“愚蠢”的无知或者简单的问题；但它是使你的提问变得更为智慧并取得进步最快捷的方法。如果你无法听懂其他人正在讲的东西，那么只需责备那些演讲的人没有讲清楚，而不要责怪自己。如果你需要对方对某一问题进行澄清，那么简单的问题并不代表愚蠢，而是显示你对这个问题真正感兴趣。这样你既可以帮助自己也可以帮助其他人（也可能帮助在听众席中许多其他的人）。及时检查是否正确理解了对方对于你的问题的回答，以及是否听得足够明白，你可以这样询问“如果我理解的没有错的话，你说的是……”。

但是请别人去批判性的评价自己的文章也是十分重要的。要保持谦虚，接受评论，并且感谢那些将他们的意见与你分享的人。永远不要自己独自一个人准备演讲或者文章：要学会借用别人的才能（甚至你的父母或许也能为你提供帮助）；他们可以指出你没有注意到的问题。

科学家们通常善于提出问题，找出推理中存在的潜在漏洞。但是一些科学家做得太好以至于对他们产生了不好的影响。认识到研究永远不是完美的是非常重要的，这也是为什么在文章中设有讨论部分的原因。但是一些科学家提出了太多的问题（他人的或者自己的），以至于阻碍他们写出自己的研究成果，阻止了自己的进步。这是太过于注重提出问题带来的负面影响。

博士后轶事

用于研究的食物

当作为博士后第一次到美国参加戈登研究大会时，我在会议上认识了许多有趣的朋友，其中就包括会议的主席。他目前正在一家跨国公司的研究与发展部门工作（你一定曾经购买食用过他们的产品！）。

第二年，我计划到离他们公司不远的地方参加另外一个会议，于是决定给他发一份电子邮件询问我是否能拜访他一下？没想到他出乎意料的热情，并且为我安排了一整天的密集交流活动：他给了我一张从早餐（烤薄饼）到晚餐（匹萨）安排与公司不同研究人员见面的会议日程表。这些研究人员的雄心壮志、内心驱动力、专业知识以及对于前沿科学严谨地探索无不使我印象深刻。我想我从来没有经历过如此紧张的一天。我甚至与他们约定了一项合作协议，他们将为我提供联合合作资金上的支持（和更多的早餐、中餐、晚餐，以及诸如棒球比赛等社交活动）。通过这件事我了解到了在公司工作是件多么有趣的事情，因此我很高兴能够有勇气问出了那个小问题：“您是否愿意我来拜访一下您呢？”

试一试　现在你再提问

让我们来练习一下提问。下次你听到别人演讲时，可能首先是在小组会议这样安全的环境，你可以做好准备并提出问题。可以把你要提问这件事向小组成员宣布。这样一种社会承诺可以对你是一种督促：没有理由不再提出问题。

但是还需要学习的是：下次你向你的小组成员演讲时，请向他们提出一些问题。在你演讲时，要尝试与你的听众有一些互动：问一问他们是否能够理解，是否同意或者欣赏演讲的内容，或者是否有一些改进意见。多多练习可以使你的演讲更加有活力——对于你和你的听众都更加有趣。

2.6

分 享

你和其他人产生协同作用的可能是学会分享的一个非常好的理由。一加一得到效果会大于二。所以你应该与什么人分享什么东西呢?

一旦你在你的领域获得了一些收获，要及时与其他人进行分享：可以在项目进展会上与学生和合作者进行分享，也可以与你的同事甚至包括你的竞争者进行分享。这样可以激发人际互动，至少当你和其他人都遵守给出反馈或者接受反馈的规则（见图 2.3）。其中最重要的规则之一是：永远给出均衡的反馈——既有正面内容也有负面内容。我们都倾向于给出一些负面的观点。见“阅读”部分关于平衡评价的介绍。

除了专业知识以外，还有许多其他东西你也可以与别人分享：方法、材料、学生或者雇员、人脉关系网、资助或者收益、文章的所有权（第一作者）、某个演讲的邀请、一些想法和机遇、对于彼此行为的看法或者管理信息。

你可能想要与你的学生、你本地或者国际上的同僚、你的老板或者对此感兴趣的公司分享这些。与比你事业等级低的人分享这些，可以对他们的职业发展产生很大的帮助：即使许多想法可能最初来源于你，你也可允许他们成为文章的第一作者或者在某个会议上发表演讲。我的经验证明你的这些分享早晚会给你带来回报：通过分享你可以建立起一个协作人群的关系网，这些人能够为你提供的机会超出你的想象。科学是一个非常看重知识积累的领域，许多人会经常向作为知名专家的你请教。我可以肯定你将会从对于分享的开放态度中有所收获。

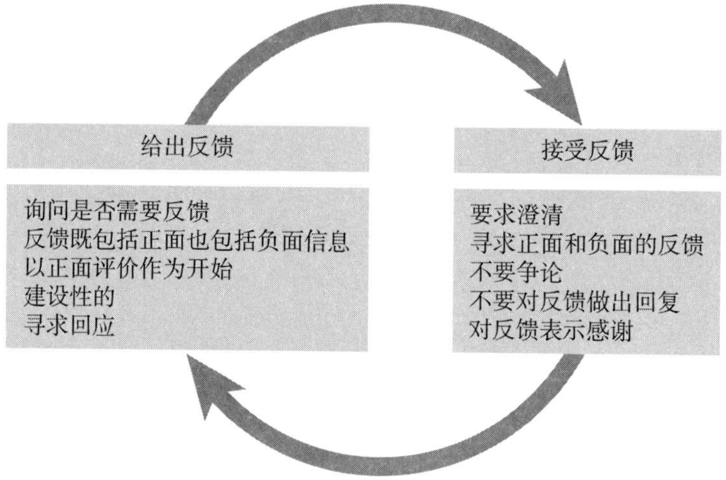

图 2.3　分享关于工作和行为表现的观点的规则

如果与新人公开分享你的成果，你有时可能会发现自己被利用——接下来你该如何做呢？在大多数情况下，只要保持勇敢，主动避开他，也不要反唇相讥，但是要把他从你信任的同事和潜在的合作者名单中删除。这种事情发生了，你就必须要学会如何处理；请不要再理会他们，并且不要让这件事在一个小的专业群体内发展成一个长期的问题，并从中汲取教训。

博士生轶事

与竞争者分享尚未发表的研究成果

两个相互竞争的多学科研究团队——一个在欧洲（我的团队），一个在美国——正在研究两个相关的领域相互分享研究进展；每个团队都写了一篇关于他们大鼠实验的论文，并且决定相继把论文投到高影响因子的期刊上。当文章发表时，人们发现还有来自另外一个团队的另外一篇关于大鼠相似实验的论文也一同发表了。期刊的编辑在期刊的封面上印上了共同的主题，并且写了长达一页的评论，同时也邀请了一位知名专家就这三篇文献写了一篇简短的评论。事实证明这三篇文章属于那一年最热门的文章之列，这一点期刊的编辑也没有预想到。这些文章作者在系统遗传学的研究上继续相互分享信息，作为一个非正式的国际联盟一样相互合作，最终发表了一些具有更高影响因子的文章（我也作为其中的合著者）。

试一试 感恩

我邀请你与其他人来练习“付出不求回报”。这里总是有许多的选择，没有一个主意？那么让我给你一点建议：给我写一封邮件，上面写上你对于如何改进这本书的建议，从而使得未来读者能够从中获益。你不应该期待任何的回报，但是这样做仍然是值得的。我会在这本书的下一版中为你或者其他读者之一预留 200 个字的位置。我肯定你能够提供一些有意思的信息。

2.7

合 作

发挥作用的可能会使你想要寻求与他人合作。

从多学科协作中你可以轻易得到一种双赢的局面。你在自己的领域中具有深厚的积累，但是在其他领域中却不是。例如，一个数学家不可能对生物的性状和生理过程有着面面俱到的了解，反之，生物学家也不可能是模拟公司、建模以及统计推断的高手。而作为一个团队，他们可以一起设计分析和解读实验。这样合作产生的附加价值是毋庸置疑的。现在许多高度相关的课题在多个学科中均有研究，例如医学、社会科学、心理学、生物化学和信息学正在利用流行病学问卷和现代生物分子技术对特定的疾病进行研究。许多发表在《自然》和《科学》上的高影响因子文章都有一个长长的来自多个学科的合著者名单。

你可能更难想象，同一学科内学者间的合作可以达到双赢的状态。从合作中你可以得到：你的同事可以教授你一些新知识，这样在你的领域中你就可以成为更好的专家；他们也可以帮助你更好地打磨你的想法或者激发你的创造力；与他人合作可以起到事半功倍的效果。同行之间的合作需要很高的合作精神，否则就有可能出现人们相互竞争而不是合作的局面。这种竞争多数是由于害怕别人比自己获益更多所引起的，最终破坏了这个单学科团队的潜能。但是你可以尝试放开你强大的自我这样看待这个问题：你同事取得的成功同时也是你的成功。

你应该如何建立起一个合作关系呢？从小规模上看，当你作为学生寻找一个和你一起完成联合演讲或者项目的同伴时，你需要寻找的只是一个技术高超、情同志合的伙伴。在更大的规模上，当你在为一个多学科项目寻找合作者时，你会把想法和提案与他们分享，通过观察他们是否反映热情并且为提案提出一些具体（书面）的建议来寻找有才能的人。如果你想要非常重要的人组成团队，那么请先练习好口才来说服他们。如果他们认为其中有些东西对他们来说是有价值的，那将会很乐意加入你的团队。对于一些大规模的国家或者国际项目，一些政治因素可能会要求你去从不同的大学、国家和公司来选择你的合作者。

一旦你建立起了一个合作项目，你将需要负责组织各个相关会议，并且需要监督项目进展情况。为充分利用会议，特别是有众多参与者的会议，你需要提前做好准备。这样可以节省许多时间并且可以避免在一个费时的会议中，讨论的问题与你的兴趣点无关，或者本可以在很短的时间内讨论完的问题却耗时很长，产生失望厌烦。下面的一些形式可以帮助你参加会议更为有效。

在会议结束时也应该做一个总结。即使是与你的导师一起参加会议，也应该给他或她写封邮件描述一下自己对会议的想法。当人们知道有书写记录时，他们往往反应更活跃；甚至在会议时经常将笔记记在会议册上也是有帮助的。

表 2.3 组织会议的表格

会议的主要目标和项目	
目标一	讨论项目进展
目标二	编制向基金资助机构的报告
目标三	新项目准备

续表

会议的主要目标和项目	
项目 1	**说明**
类型	集思广益会
时间	<20 分钟，2：00 ~ 2：20
准备人	Dr.A
参与人	A，B，X，Y(无 Z)
文件	文件 1，文件 2
结果	行动和时间计划
项目 2	**说明**
类型	进展评估
时间	<40 分钟，2：20 ~ 3：00
准备人	Dr.B
参与人	A，B，Y，Z(X 缺席)
文件	Pdf1. pdf, Ppt1. ppt
结果	报告草稿

表 2.4 会议总结表格

活动（参与人、时间和具体事项）		
Dr.A	9 月底之前	合作者名单
我	10 月 14 日之前	把数据文件寄送给 X

合作者之间也可以互发邮件，这是一种很好的传递想法的异步方式。但是应该注意到活跃的科学家（特别是团队的领导者）每天通常会接到上百封邮件甚至更多，所以根据经验要尽量保持你邮件的简短，最多不超过 8 句话并且不超过一个真正议题，或者要把你的邮件用清晰的标题分割为短的段落，中间以空白行相间隔。在你的邮件中利用“=>”来把阅读者

的注意力吸引到行动点上。另外，你也可以考虑面谈或者打电话来进行联系。如果你想避免“公布”你的想法或者想要通过比较私密的方式也可以通过见面或者打电话的方式联系。请记住：人们可能会转发你的邮件或者不小心用“cc”回复了别人。

应该提醒的是还有另外一种合作你应该有所了解。科学家是被雇佣来进行研究的，但是在研究工作中还存在许多组织工作要做好。如果不能完成的很好，也可由其他人来做：非科学家（例如秘书、财务经理、新闻官、英文校对员，编辑）。他们也应该被当作合作者并且得到相应的对待。如果你可以把非科学的任务交给积极而又有才能的人，你会从中受益很多。

博士后轶事

肉中的合作

为什么肉类工业要和植物工业相匹配呢？这是当然的，因为牛和猪都需要吃草和玉米，但是在其他方面，两个工业具有很大的差别：肉类工业关注肉的质量、每胎生仔数、牛奶蛋白质含量等，而植物工业则关心谷物重量、播种期、糖含量和其他性状。并且在这两个领域工作的人之间也有比较大的差别。但是在考虑到所有情况之后，牲畜和谷物都是由生命的蓝图——DNA——所编码的，所以不同的领域也许可以利用相似的技术和方法来理解 DNA 的作用。我与来自牲畜养殖公司的人进行了合作，学到了许多可以改良植物杂交的有趣的东西。牲畜养殖公司的人也邀请我参加他们的一个座谈会，其中一个座谈会晚宴在牛排餐厅。这是你想象的牲畜研究人员应该吃饭的地方，对吗？对于一个恰巧是素食主义、并且更愿意吃他自己的实验对象的植物研究人员（我）来说是多么的遗憾。那么这件趣事的关键点在哪里呢？相当不同的领域以及相当不同的人之间的跨界可以真正体现科学的说法：这样的合作可以在想法上和合著论文上起到协同增效作用。

试一试 满足某人的目标

在工作中几乎每周都会有例会：与其他学者的学生的会议，与你指导的本科学生的会议，与你指导的博士后的会议，与你的团队成员的会议。选择一个下一周的会议并决定如何实施上面提到的见解。首先要决定具体的目标是什么，并且如果目前没有很好的理由要开这个会议的话，建议直接取消会议。决定日程事项、需要的文件以及每个事项需要展示的人，并且仅在他们需要参加的事项时邀请他们，从而使得他们不用参加整个会议日程。可以通过在正确的时间给他们打电话来实现这一点，或者也可以让被邀请者待在现场，但是为他们准备一台电脑，这样一旦他们没有任务时便可以做一些自己的其他事情。如果某个项目可能会超过预定时间，要提前做好预案。在下次会议主题被提到日程上前，非正式的准备工作在小组内就要进行。确保所有文件和说明都已经提前送出。

2.8

前 进

在你的职业生涯中你可能需要或者想要前进几步，在这期间你会遇到新的人或者新的项目，并且从中获益很多。

作为学生，你的第一步工作可能是在另外一所大学实习或者是在一家研究所工作。你应该向你的导师寻求建议，最后选择去一个最好的地方并且申请一定的资助。良好的课业成绩以及你导师或者前老师热情洋溢的推荐信有助于申请获得成功。

你的下一步可能是在另外一所大学申请一个博士、博士后或者一个终身教职。你应该如何挑选这份工作呢？你可以了解一些你可能的新领导在过去以及最近所取得的成绩。查阅一下谷歌学术和其他一些资源（见之前“阅读”章节），并且多尝试与他或她目前或者曾经的同事交流。当然过去的事情并不能对未来有所保证，但是这些过去的情况是目前对未来最好的预测。

你可能的新老板会用同样的方法看待你：你是否拥有荣誉学位、高引用的文章，你是否获得过奖励或者资助？因此把你在科学上的天赋迅速转换为可见的结果是非常重要的——如果可能的话在你的学士或者硕士期间就要开始尝试做这件事。这种情况可能是你在正确的时机并且在一个正确的团队中参与了一项研究工作，你从这个研究组中的顶尖人物那里收获很多，可能成为了一个高影响因子文章的合著者。然而，你潜在的老板可能难以辨认你在这项成就中所做出的出色贡献。你必须要清楚地说明这项工作中你的贡献。幸运的是，现在许多期刊都已经开始要求每一位作者均要简单介绍自己在这篇文章中自己的贡献。当然，如何在正确的时间处在一个正确的团队中也是一项艺术，这实际上体现了你的喜好，你认识了这样一个团队并且他们也选择了你。一个优秀的团队无疑可以增加你找到一个具有吸引力的工作机会。

雇主通常希望申请者能够具有广阔的国内和(或)国际经历，例如一年或者两年在其他大学的经历（如果你是一个非英语母语者的话，在美国或者英国居住也可以显著提高你的英语口语和写作能力）。广阔的国内或者国际经历会得到你未来的老板对你能力的肯定；例如你会主动地观察其他地方的情况和进展而不是闭门造车。或者你非常愿意通过合作来达到协同增进的效果，而不是关起门来独自在某一课题上进行研究。在一些大学，某些科学家可能从生到死都只在一个研究小组工作，只研究一个课题，通过引用彼此的文章来体现彼此的存在的行为（在一个协会或者研究团队所属的期刊中，作者和审稿人会有相互帮助的情况）；然而真实的研究领域却在不断进步，并且许多地方也充满挑战。所以要使你未来希望的雇主确信你具有所需的智力、社会技能和社会经验，选择你会得到最大的投资回报。

然而，前进（特别是出国）会对你的生活产生巨大的影响。在许多情况下可能是非常困难，甚至造成的结果不是你想要的。例如，如果你有一个工作伙伴，一个大一些的孩子，或者家庭的牵挂，或者健康上的限制。然而，即使你不想要前进，这也永远不是阻止你在精神上前进的理由：学习新的事物，培育新的能力，取得更加令人信服的、全面的、坚实的成绩。

这一点与你是否在地点上有所改变无关，而是你在职业上是否有所发展（并不断发表有影响力的科研文章）。例如，对我来说，就像读书那样，写书也是一种前进、自我充实的方式。

即使没有达到教授职位也不要沮丧。对于你这种有学术素养的人来说或许有更多其他有趣的工作机会（见章节 1 中“热情”一节）。一些读者或许会认为教授职位是世上最令人激动的工作，但是另外一些人却不这样认为。所以，你是想要成为一只蜂后为社会培养新一代的工蜂，还是想成为一只工蜂飞翔在花朵间采食美味的蜂蜜呢？

博士后轶事

睿智的希望

现在是时候前进一步了，并且我知道我也非常想要前进。几年来我一直在信息系工作并且与生物学家有过许多有趣的合作。他们来设计实验，而我则负责开发程序来分析实验数据。为了完成这项工作，我逐渐转向了生物学方向并且开始设计我自己的生物学研究问题和方法来解释生命的谜题。试想一下，一个信息工程师逐渐走入了实验室。不幸的是，尽管早有预料，我的系主任并不同意我走入这个方向。他把教授信息学作为我的主要职责。“并且，”他说：“最好能戴上领带”。这些小事情是即将到来的不可避免的裂隙的征兆；我必须要去另一个研究所才能够继续在我的职业生涯上有所前进。我去了一个顶尖生物研究所的面试，面试中我询问他们是否愿意为我提供实验设施，出乎我意料的是他们的答案是“可以”。但我表达了我从来没有经营过一个生物实验室的困惑时，主任简单地回答我说：“雇实验室的人来帮助你运行实验室”。他的支持和信任使我下定决心来到这里继续我的研究？事情进行得怎么样呢？当然非常地顺利，无论是科学上还是我的职业上！

试一试 指导前进

这本书的主要目的是使你思考何时以及何处是你前进的合适时间和目标。书中也为你提供了一些工具，例如：前面提到的“蜘蛛网”、本节以及下一章。前进并不是一个一目了然的、简单的、毫无成本的道路。为什么不想一想你知道的那些人或者你想要了解的那些人，以及能为你提供很大帮助的人。寻找一下你想要去的那个研究团队的其他科学家。约一个人或者多个，看你是否能组织一些网上（例如，使用 SKYPE）的或者面对面 (例如，提供路途补助金) 的有趣的师生互动会。也可以在你目前工作的地方找一些对于你有一些严厉的观点的人，例如博士或者博士后、你的崇拜者或者与你性格相反的人，但是可能具有你不擅长的技能的人。一个或者更多的这样的会议就足以帮助你找到前进和方法。

2.9

习 惯

本节是“利用他人的才能”这个章节的结尾。下面的清单是通过我们之前所学章节所总结的一个高效的学生和科学家所拥有的好习惯：

□ 阅读广泛
□ 快速阅读
□ 理性倾听
□ 倾听情感
□ 关注非语言的信息
□ 需要时进行提问
□ 保持弱势
□ 寻求反馈
□ 对反馈保持敏感
□ 选择正确的合作伙伴
□ 欣赏差异
□ 建设性的
□ 寻求协同作用
□ 保持会议的高效
□ 按时公开分享信息

从清单中选择你两个最强和两个最弱的习惯（用“钩”标出）。你是否有一些证据来支持你的选择呢？例如一些故事能够显示出你的习惯。

3

“若你将一个人视作他应该且可以成为的人，他就会变为他应该且可以成为的人”。

约翰·沃尔夫冈·冯·歌德

德国科学家、作家等，1749 ~ 1832

发掘他人的潜能

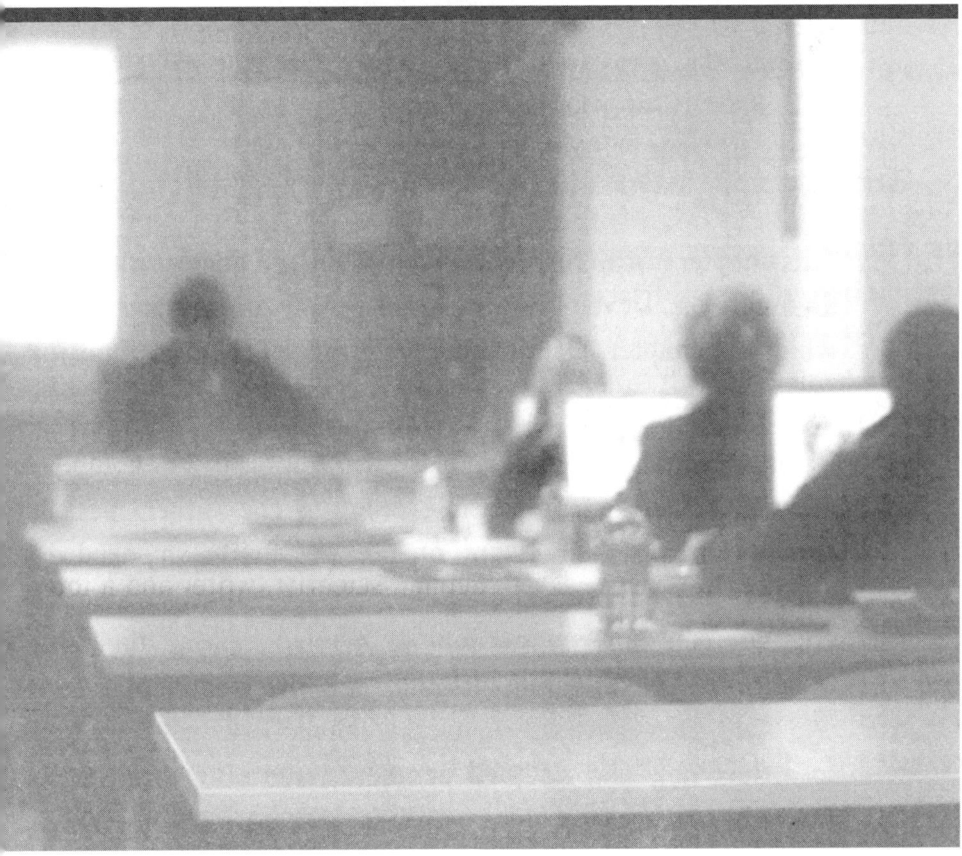

3.1

引 言

你是学生吗？如果是，那么请继续读下去：本章的内容与你息息相关。为什么？在你有能力开始激励和改变他人之前，你是否必须先成为一个监管者、教授、学院主管或系主任？不，醒醒吧！激励可以是多方向的，可以自上而下，也可以自下而上。你可以激励一个同级别的学士、硕士、博士或团队同伴，并给他们带来改变。同样的，你也可以给你的指导教授，甚至是你的大学带来改变。

如果你不是学生而是雇员，本章的内容依然与你相关。发掘你周围人的天赋，这正是本章所讨论的重点。对他们有益的东西亦能使你受益。

当然，若非本人托付，改变一个人根本就是一个没有希望、不可能完成的任务。那个人应该首先意识到他可以或是需要改变，继而想去改变，有能力去改变并采取切实行动。你可以通过创造合适的条件、适宜的场所以及有助于他发掘自身潜能的方式来支持他。这将有助于你吸引更多身边的人才，让他们发光发热，并让他们和你一起工作或是为你工作。这将使你的才华更具价值，也是从中受益最多的最好方式。以下所列的是一些成功的关键：

□ **激励** 教授、指导员、系主任和大学校长有没有激励学生和研究员去充分重视他们自己以及他们的工作？是什么使他们变得具有感召力？是什么使你变得具有感召力？

□ **教育** 硕士和博士能成为一个研究小组的正式成员吗，这可能吗？这是发掘科学天才应走的路吗？

□ **团结** 你所在机构是否促进学生和科学家以及科学家和非科学家之间的合作？你是否准备好为此承担一些责任？

□ **支持** 你所在的机构为使有天赋的学生和雇员们充分发挥自己的才能，所采取的支持方式中最重要的两条或三条是什么？

□ **奖励** 你得到你应得的。你所在的机构是否针对才能或是其他方面予以奖励？

□ **保持联系** 大学是教育机构。课程和研究项目只在一个限定的时期内存在：绝大多数学生和博士后在几年之后不得不离开。你是否与之前的同学、同事及教授们保持联系，进而为自己在社会和学术上搭建一个有用的人脉？

3.2

雷达图

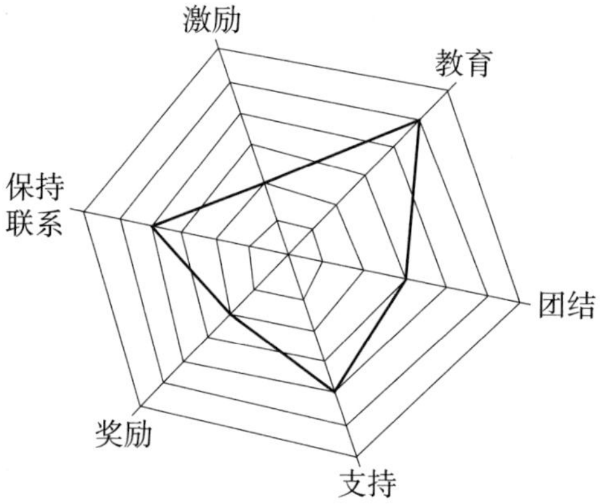

图 3.1　计算个人得分的雷达图

在发掘他人潜能方面你有多擅长呢？如前所述，你可能希望通过问卷来计算自己在上面网状图中的各项得分。用 0 ~ 5 分的标准来计算，快速地写下你的得分（不要想太多），计算每个类别的总得分，之后把他们标绘在网状图上。这样就可以得出你自己的结论了。

发掘他人的潜能

数值范围：几乎从不 =0-1-2-3-4-5= 几乎总是

激励	
我了解他人的梦想	
我志向远大且不脱离实际	
我营造一个安全且促进合作的环境	
我会说“你”和“我们”而不是“我”和“它”	
我要求别人对我的领导力进行反馈	
我明确自己的目标	
总分→	

教育	
我鼓励团队成员充分利用我的价值	
我仍在做需要动手实践的科研工作	
我很荣幸能成为别人的导师	
我知道如何教学	
我知道如何掌控	
我知道如何监管	
总分→	

团结	
我能经常见到团队中的每一个人	
我努力将冲突转变为需求和愿望	
我感谢大家的投诉和抗议	
犯了错误我会立刻道歉	
我明确团队的目标	
我让团队庆祝成功	
总分→	

支持	
我支持其他人实现他们的梦想	
我鼓励专业发展	
我鼓励个人发展	
我提供灵活的工作时间	
我争取从老板那里得到支持	
我给老板提供支持	
总分→	

奖励	
我表扬那些理应得到表扬的人	
我将有才能的员工介绍给他人	
我积极并及时地奖励他人	
我奖励科研和后勤人员	
我得到了我所应得的	
我收获了我所期望的	
总分→	

保持联系	
我是前小组成员的终身导师	
我激励（有天赋的）人们继续努力	
我邀请前小组成员回来做演讲	
我与他人共享人脉	
我知道自己交际圈中的人们能带给我什么	
我知道我能给自己交际圈中的其他人带来什么	
总分→	

3.3

激 励

激励赋予人能量。是谁最初激励你选择了现在所学的学科？是高中时激情洋溢地展示发生了化学反应的分子如何在试管中改变颜色的化学老师？是导论讲座上对火山和其他地球物理能量侃侃而谈的地理教授？还是本科课程中用一个有趣的理论解释为什么性别比例在世界各地区各不相同的社科研究者？是什么特质使他们能够激励别人？可能是他们的干劲、热情或是讲故事和吸引你的本领；这些特质使他们能够“感动”你。大学里可以看见来自同一所高中的一批学生在某位善于鼓舞人心的老师的激励下，最终都选择了同一门学科。

所以你选择某一门学科最有可能的原因是其他人激励了你。你能把这种激励传递下去吗？你是一个善于鼓舞人心的人吗？你的沟通风格可以带来实实在在的影响（见下图）。在沟通过程中强调“你”和“我们”而不是“我”和“它”可以激起人们学好科学的强烈愿望。这可能是帮助团队中其他人发展的最有效的方法：

□ **使用“我们”** “我们”可以将你与另一个人联系在一起，表达出你们想要合作的共识。

□ **使用“你”** “你”的使用表现出你关注另一个人，他或她的想法和事业对你很重要。承认他人（“你”）的潜能，给他们一个较高而又切合实际的志向和期望，展现出你对他们必将成功的信心。

你愿意激励别人吗？以下是不要做的事情：

□ **避免使用“我”** 好吧，好吧，你可能是个专家。但是过分强烈地表达你的观点，别人的新方法将很难给你带来惊喜。

□ **避免使用“它”** 如果你只会告诉别人必须完成什么工作（它）并指导他们怎么完成工作，会怎么样？从长远来看，这会使那些想要在课业和事业中自己做决定的人退却。

我	规范的	限制	你为什么不得不完成它
它	理性的	内容	你需要完成什么
我们	激励的	视野	我们想要实现什么
你	相关的	自由	你的事业很重要

图 3.2 与组员沟通的四种风格：只有下面的两种风格才能在你和他人之间建立起很强的“心理契约”

除了沟通风格，激励别人没有其他需要注意的事情了吗？有的，最重要的是你要做一个好榜样。这是什么意思？这里有一些例子。比如营造一个安全的环境，让大家可以放心地提问和犯错。永远不要在背后说他人的坏话。时刻准备着提供力所能及的帮助。做一个在理性和情感两个层面上的导师和教练。然后不去强迫他人按照你的方式开展工作。相反地，你会激励他们，这样他们就会遵循自己的自由意愿，而且甚至可能想出更好的做事方式。下面的这件轶事很好地阐明了一个系主任是如何激励一个新职员去努力奋斗的。如果这种沟通风格成为惯例，那岂不是很好？

博士后轶事

倍加努力

是时候离开了，所以我在另一所大学申请了一个初级研究负责人的职位，面试我的是系主任。这个面试激励了我很多年。虽然对初级研究负责人的评价有很多明确的标准，例如每年发表多少篇文章，但这位系主任的思路更加灵活且务实。例如，他告诉我如果我在5年评估中发表三到四篇真正重要的文章，那么他会非常开心。他还告诉我犯错不是问题。例如，他预测我会像很多同事一样，有时候难免会招错人（一个尽管给予了很多支持，仍不成器并最终被解雇的博士生或博士后）。他很支持我：他在家里给我打电话，告知我需要在申请的过程中做两次展示，而且他也会以听众的身份参加。在我被任命之后，他继续在细微之处激励我，例如问我是否能从某些团队改革中受益，如果能，他将很愿意进行这样的改革。这一切都使我愿意为了自己的新团队而努力奋斗。

试一试 从激情到激励

你能提供给他人什么东西？为了与他人分享你内心的激情、热忱与动力，你可以采取怎样的行动？不知道？那不如试试下面的这些选择：你能帮助一个人加快他本应持续到周末的实验进程吗？你能把今天找到的一篇热点文献以邮件的形式发给同事吗？你能在其他人遇到困难时出现在他们身边吗？你能为了一个好的结果、报告或展示而表扬学生吗？你能将自己人脉中不同分支的两个人联系起来吗？

现在请调动自己的创造力，跳出通常的界限和限制去思考问题，仅仅把好的、更好的和最好的想法列出来。这也有助于你去思考自己愿意从他人那里获得什么：考虑一下如果是你给他人提供这些会怎样。选择那些你真的想提供给他人的想法，然后采取行动。如果你和别人一起做这项练习，那么请 1 周之后再见面并汇报彼此的选择。

3.4

教 育

如果你立志成为一名导师、教练或是向其他人尤其是向学生传道授业的老师，那么让他们看看这本书，并与他们进行讨论，帮助他们去攀登人生的阶梯。让他们见识一下当今的科学，告诉他们所要学习的内容。邀请他们加入你的研究，向他们展示你的研究方式。让他们理解，并给予他们鼓励。在与你合作的过程中，他们可以培养自己的科学才能。尚处在职业生涯初期的学子们充满了能量和热忱，他们可以在你的研究中探索出新路，并提出非常好的想法。

然而，只有在小规模教学中，这种学士、硕士作为一组，博士、博士后和有经验的教授作为另一组，两组之间进行合作研究的情况才能存在。这种训练模式非常适合于正在进行的研究，这样就不会耗费许多额外的能量，而且可以使涉及的人都有很大收获。有能力的学士和硕士已经可以作为共同作者发表一两篇科研论文了。这些科研论文将是他们写出博士论文的绝佳序曲。不过，我坚定地认为在顶级的科研，至少在我的研究领域中，没有一个教授可以同时有效地指导超过 4 ~ 6 名学生。在最顶级的科研团队中，每位项目负责人所带领的团队通常不会超过 10 个人。

本科课程一个重要的目的是训练学生们的科研技能。学生们通常在工作中学习。即以学士或硕士，至多 4 年级博士的水平，通过几周或几个月在项目中的实践学习这些技能。学生们通常在有明确目的、研究前景和截止期限的项目中工作。项目负责人可以将任务和责任委派给学生，但仍应保留最终的责任。不过，我们很难预测一个学生是否有能力达到你的期望并成长为一个重要且独立的研究者。训练有三个不同的阶段：教学、掌控和指导（图 3.3），明白这一点可能会有所帮助。如果一个学生尽管有了足够的训练仍无法从第一阶段（教学）过渡到第二阶段（掌控），或是从第二阶段到第三阶段（指导），那么应该调整原定计划（甚至停止这个研究项目或是不让这个学生继续下去）。项目负责人也可能会失败：迟迟不进入“掌控”或是“指导”阶段（没有意识到学生已经准备好了），或是过快地跳过其中某一阶段（没有意识到学生需要更多的“教学”和“掌控”）。请看下面的轶事。

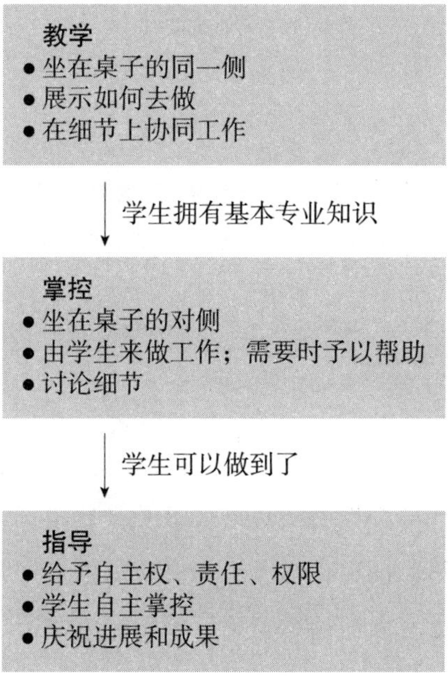

图 3.3　委派任务需经过的三个阶段

我告诉学生们我不是老板，他们才是。他们必须告诉我应该去做什么。我告诉他们，他们的人生很重要（以使他们尽力做好攀登人生阶梯的准备），远比我的要重要许多（毕竟我已经做出过一些基本的选择而且在人生的阶梯上已经攀登了一段）。这种由“我是你们的老板”转变为“你们是我的老板”的方式，能引导你的员工充分发挥他们才能。他们必须记住他们要对自己的生涯发展全面负责并接受这一观点。

教授轶事

信任、责任、自由

我认为这3个词是成功教育学生和博士后的关键。我觉得你应该对他们有信心，给他们责任和自由，让他们以自己的方式开展工作。然而，对很多项目负责人，包括我自己来说，多指导、少给学生自由操作的机会、多指示他们需要做什么和怎么去做才是通常的做法。所以让我们牢记我们的学生都有很高的潜质吧！下面这个故事能够说明这一点。有一天，我的3个博士生因为要为将在瑞典斯德哥尔摩举办的一个大型会议准备一张海报来找我。例外的是，我告诉他们：“你们知道，我不需要检查你们的海报。如果你们能自己完成它，我会很高兴。”为什么会有这次例外呢？因为我刚刚上过一门关于学术领导力的课程，并且发现我的领导方式有待改进。那3个博士生设计完海报，出发去参加了会议。会上展出了300多张海报，最棒的一张会赢得奖励。参加完会议回来之后，3个学生笑容满面地走进我的办公室：不仅他们设计的所有海报都被提名，其中一张甚至赢得了大奖！他们为自己的成功感到喜悦，但更喜悦的是我：我现在仍为他们在没有我帮助的情况下取得的成功感到骄傲，同时也为自己在领导方式上的小小改变而自豪。

试一试 带来改变

教授们可能经常缺席，繁忙或是疲劳。他们也是凡人。他们不仅需要学生和博士后们的帮助，而且可能对此也表示欢迎。所以，如果你是学生或博士后，不妨考虑一下如何帮助你的学院主管、系主任或大学校长。指出他们如何才能提升自己——这现在是你的义务了。

积极主动一些，列出建设性的改革新思路，研究给予反馈的规则（见第二章“分享”一节），然后勇敢一些，以一种积极的态度提出你的想法。作为学生或博士后，你是否很少得到针对过程的非正式反馈？如果是，那就针对如何改变提出你的意见吧。你觉得你会在学术辩论、写作或是演讲的额外训练中有所收获吗？如果是，那就提议组织一个文献俱乐部或是其他类似的东西吧。你觉得小组或机构能从更多的社交活动、蛋糕和庆祝中受益吗？如果是，那么引进一个新的传统吧！

现在看看你自己的情况，研究哪些地方需要改进，有创造性地去寻找解决方案，之后再将这些告诉其他人。

3.5

团 结

学生、博士后、教授、后勤人员：所有人在团队中互相认识，互相帮助。这样的团队可以以一种特定方式形成并仅在短期内存在；也可以更为正式并长期存在。你是否已经准备好去承担一定的责任，帮助你的团队变得更好？你怎样才能做到呢？

让我们分阶段讨论一下一个团队的发展历程吧。例如，一个年轻的博士后已经得到了他的第一笔科研经费并招募了一两个学士和硕士来组建自己的团队。在团队组建好之后，你们会首先彼此了解。工作计划需要被付诸实践，这样才能指引团队前进的方向。成员的心情都很好。这是下图中所示的团队组建阶段。

随着团队继续成长，可能会出现“青春期的迹象”。由于计划显得过于模糊，组员就团队如何继续发展出现分歧。他们因为进展过于缓慢感到气馁和失望。他们因为个性不合、议程变得难以实现、潜在的分享（文章、收入）引发冲突等原因而生彼此的气。那么此时团队就处在图中的“震荡”期。这时你应该做什么呢？

这样一个“震荡”期可能会使他们（和你）感到害怕。但是，你可以帮助人们以一种不同的方式来看待这一阶段：大家互相生气是因为他们认真对待工作（你不会为无关紧要的事情而与别人争执）。不同的观点相互碰撞可能会产生协同效应（如果大家想法总是一致的，那可能会很无聊！）。努力寻找协同之道（“不是我的方式，也不是你的方式，而是第三种方式”）。努力将冲突转变为需要，转变为大家真正想要的（例如一个顶尖出版社，更多的经费），因为在这一阶段你们通常可以很好地理解（并且欣赏）彼此。努力确立一种更好的合作方式（通过追加原则、规定、过程或程序的方式，例如记住第二章“合作”一节中的会议形式。）这将有助于大家齐心协力。这样就来到了下图中的“规范”期。在某些情况下，双赢局面不会出现。这时你需要分别帮助大家去走自己的路，免除合作的痛苦和不满。每一派别都应该理解对方是愿意合作的，这样当新的双赢机会出现时，才能迅速地找到彼此。

1	组建期	开始，彼此了解，花时间，第一次成功
2	震荡期	第一次遇到困难。谁来决定发展方向？目标？分享？野心？厌恶？
3	规范期	你真正想要的是什么？大家的意见一致
4	执行期	进展顺利，成功，团队
5	悲伤期	核心人物离开

图 3.4　团队发展历程中的 5 个阶段
[此模型最先由布鲁斯 · 塔克曼（Bruce Tuckman）于 1965 年提出]

在大家都胸怀宽广并坦诚待人、乐见他人成功、以一种开放和真诚的方式分享信息的环境中，潜力和协同才能生长，并且记住，要感谢别人的抱怨和抗议，因为他们向你提供了批判性信息，这需要你，也可能还包括其他人采取行动。如果你坚持传播这种文化，它就会在你的同事（也许是你的整个机构）之间传开。这时你的团队变得成熟，运转良好，就到了图中的“执行”期了。

在上面这个例子中，在之后的某一天，年轻的学术领头人（PI）会得到一个很好的在其他地方供职的机会，去做一个助理教授甚至是副教授。这是可以预见的；他的团队表现得很好，团队的科研文章吸引了别人的注意，新的合作已经开启。一些项目负责人会将项目转到新的工作地点，其他的会将项目留下。无论哪种情况，团队都会蒙受打击，并对不愿看到的变化感到伤心。这样就来到图中的“悲伤”期。这个团队已经度过了它最好的阶段。一个新负责人，怀揣着新的雄心，接手这个团队，新一轮的发展便开始了。

教授轶事

合作和绝望（Pairing and despairing）

我的实验室曾经用一种新的斑马鱼模型来研究人类疾病。我们的新模型出人意料地好用，让之前建立的模型望尘莫及。我认为我们的实验结果很明确地支持这一结论。但让我们惊讶和失望的是，评论家们极力批评我们的工作。而这也成为我们发表成果的一个实实在在的障碍。出于自信，我发现那些意料之外的负面评价者都是应用旧有模型进行试验的人。当我的成果终于发表之后，我认为我有两个选择：与那些人进行斗争，直到我老去的那一天，或者尝试去建立合作关系。我决定选择后者，忽略他们给予负面评价的事实，去主动联系他们并阐明我的贡献。我为了一个演讲去拜访他们（我们讨论了演讲词），甚至邀请他们撰写一个联合的科研经费申请书（他们接受了）。猜猜这个申请书得到了怎样的评价？“新”与“旧”的结合得到了高度赞扬：“团队中伟大的专业互补”！我们得到了科研经费而且团队的表现非常棒。

试一试 合作起来

此时此刻，你毋庸置疑正参与到一个或多个团队之中：例如，同学们在几年中一起上课，而且时不时还可能共同完成一个项目或展示，这便是一个团队。或者一群同事，组成一个在大学某学院中的科研小组，这也是一个团队。现在仔细观察你的团队。你的团队正处在哪一阶段呢？你是在哪一阶段进入，成为团队一员的呢？其他人呢？整个团队是否都处在同一阶段呢？你见证了团队走过不同的阶段吗？组建期、震荡期、规范期和执行期？描述一下不同时期都发生了些什么吧！

现在观察一下当下的情形。假若你认为团队处在震荡期，你会怎样？你能分析冲突并将其转变为潜在的需要并且希望大家达成一致吗？写下你的分析。你认为你或者团队能从一点点更多的“规范”中受益吗？如果是，如何才能使其更具建设性呢？请仔细思考并列出一个好计划吧！

3.6

支 持

在你开始给予他人支持之前，你不必非要成为一个教授、导师或系主任。例如，你可以单纯地分享你的热忱，点燃同学们的激情（见上面“激励”一节的练习）；或者你可以帮助你的教授提升课程材料的质量（见上面“教育”一节的练习）；或者你还可以提议采取切实行动，使团队变得更好（见上面“团结”一节的练习）。在我看来，对于博士和博士后给予大力支持既是简单易行的又是十分重要的。我想要他们被明确认定为（或被分享）文章的第一作者、接触评论工作（本来是发给我自己的）、承接我受邀进行的演讲、用他们自己的邮箱去联系外面的嘉宾、寻求他们对我们工作的反馈、为他们未来的研究思考经费来源、提交他们的成果以申请经费。一旦他们得到了新的工作岗位，我承诺给他们全力的支持。这说明我无私吗？我不这么认为：如果我与他们分享，我相信迟早会得到回报。

支持不应该被视作不重要的东西。作为一个学生或科学家，你将不得不面对很多挑战。你常常会遇到困难的问题，只有坚忍不拔才能解决（见第一章“坚持”一节）。你常常忙忙碌碌，可能成功（例如，在一个有很大影响力的期刊上发表一篇文章或得到经费），也可能失败（例如，你的成果被同行抢先发表导致你的论文被期刊社拒绝，或者是其他人有更具创意的想法或更好的推销策略，导致你的经费申请惨遭失败；见第一章的“写作”和“资金申请”两节）。科学与体育运动不同，但两者之间肯定存在一些相似之处。无论是在身体上还是精神上，运动员们都会经历一段艰难的时期。只有全身心的投入、刻苦的训练以及大力的支持才能帮助他们在竞赛中获胜。学生和科学家们也是如此。过少的支持可能会导致态度淡漠或激情燃尽（下图中左边半圆的上部和下部）。全力支持而没有挑战则可能会让人们在自己的舒适区太长时间（下图中右边半圆的下部）。初看之下，顶尖的科学研究和舒适区看上去是相互排斥的。然而，在（顶尖的）科学研究与舒适区之间反复穿梭可能才是最可持续且最容易出成果的方式（在下图右半部分用箭头指出；也可见第四章“关怀”一节）。花点时间去享受你的成功，然后放个假，给自己充充电，奔向下一个重大突破。

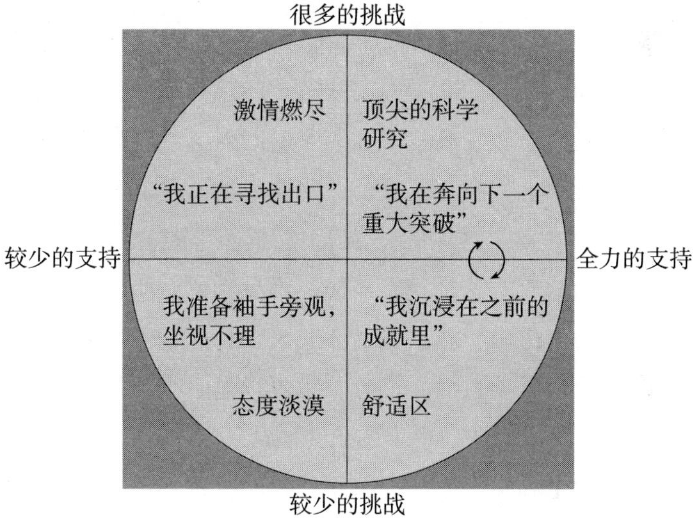

图 3.5 科学家需要支持

所以学生和科学家真的需要你的全力支持。我会在下面讨论你的大学应该在哪些方面给你支持。

顶级的运动员们通常都是在教练们的大力监督下成长起来的（这些教

练可能本身就是前冠军），但科学家们却似乎缺少这样有经验的教练在背后指导，以使他们在学术上表现出色。《自然》和其他顶级期刊曾提出一个观点，认为一个非常有经验的导师对许多人的科研生涯可以产生重要影响（例子请见“拓展阅读”）。我觉得应该对各层次的人，即从学生、博士后、助理到副教授和教授，实行导师制。另外，还应该提供专业技能方面的培训项目。

显然，大学不应该要求你去做各种各样非科学相关的项目。这会使你分心。这些项目在擅长教育、事务管理、财务、人力资源管理或技术转移的同事手中，可以同样完成得很好，甚至是更好。大学应给的支持是保证大家都能全身心地投入到科研项目当中并对科研抱有相同的追求，而且还应该提供尽可能高水准的训练和指导。

大学挑战科学家们去开发并教新的课程，去获得经费并雇用有发展的新人从事科研。现在如果你是成功的，该怎么办？难道那些“太过具有创业精神”的“幸运”科学家们就应该只是越来越努力地工作吗？实际上，他们将面临生活品质、教学和科研在某个时间点突然垮掉的危险（第四章“关怀”一节）。实际上，没有了支持，这些成功的科学家将不得不缩小他们的选择余地（第一章“排序”一节）。甚至还可能会发展到不得不将经费退回资助机构的地步。这是我们非常不愿见到的，所以大学应该通过向正在拓展的领域委派更多工作人员的方式来支持成功的研究者：例如，终身研究员负责一个科研项目的一部分，也可以是一个项目管理人（例如一个高年资博士后）负责协调一个大的研究团队。

大学应该给学生和科学家们提供现代化的技术和设备，开展有关如何使用这些技术的课程并激励他们去学以致用：例如发展电视和视频会议的技术（这样全世界都会对它们开放，而且地理位置上的隔离也将不再是个问题）。甚至可以在“第二世界”虚拟现实中有所投入，这样大家就可以通过互联网在虚拟会议（和虚拟咖啡角）中见面和社交了。

在另一个不同却同样重要的层面上，全然的支持也指去帮助那些想要组建家庭或已经有了孩子的那些人。对青年员工的影响很容易想到（兼职、灵活的工作时间或在几年内少提一些要求）。对那些身体欠佳的人亦是如此。

博士生轶事

尿布

当我还是博士生时，我一直在思考如何兼顾3个孩子母亲的职责和自己的工作。实际上，我现在也不是绝对确信我的方式是最好的。我认为集中精力，不要时时刻刻将工作和家庭放在一起思考非常重要。在给孩子换尿布的时候脑中想着科研，或在学术会议期间脑中想着孩子都是不好的。并不是说我在这一点上总是做得很好，但我确实在努力。作为一个母亲，你可以有各种各样爱好，追求自己的事业，甚至有时外出交际。一个母亲唯一不可以做的是——变得疲惫。所以在下班后开车回家的路上，我努力去放松自己，这样当我到家的时候就可以充满能量了。

我自己的母亲和我的丈夫以各种方式支持我。例如，我妈妈过来帮我把孩子从学校接回家并带他们去参加校外活动，持续了很长一段时间。在我参加会议的时候，我丈夫会在家陪着孩子。而且我的丈夫能把家里照看得很好，甚至于我离家4个星期去拜访一个合作伙伴，完全没有后顾之忧。另外，我的老板允许我的工作时间较为灵活，这也帮了我很多。如果我早上需要在学校的话，我可以晚点再去上班，或者那一天在家工作。所有的这些支持使得我能够兼顾照顾孩子的责任和撰写博士论文的任务。我觉得自己是一个好妈妈。我现在仍然会花很多时间和孩子们一起做各种事情，而且在孩子们长大之后，我的付出渐渐有了回报。

试一试 报纸上的故事

你的整个机构是否都在专注于高水准的科研？如果答案为是，那么好的文化和相互支持应该是存在的。读一读你们大学的报纸或是年鉴，浏览一下它的网站；其中就有反映机构中正在发生的重大事件。然后你就会知道学校的管理层是否成功创建了一个支持顶尖科研的环境。从大学报纸或年鉴中挑出几个最新的议题，或是从网站中得到一些东西。其中有多少和顶尖的科研、顶尖的教育以及支持你取得成功并在工作中收获快乐的东西相关？报纸或网站的编辑可能会声明他们是独立于学校董事会之外的，这也就是为什么他们不仅仅报道正面的新闻。当然，这非常有帮助：允许你对自己的大学形成一个公正无偏见的看法。所以，在读过近几期文章之后，你对你所在的机构持一种怎样的观点？举个例子，你的学校为职员们取得的顶尖科研成果提供了那些具体的支持？

3.7

奖　励

任何机构都会得到它应得的东西。你是否真的想要高质量的科研？是的话，就对所有你团队中有才华的人给予奖励吧。年轻的科学家会因为他们的成功（例如一篇论文被接受）得到认可，并用一块蛋糕来庆祝；被授予第一作者；参加会议去展示一幅海报；受邀对一篇文章进行评论；向别人提起他们的名字；收到在会议上发言的邀请；以及你的大力支持（见上一节）而心怀感激。虽然资深科学家们最看重的是他们的学术自由，但额外的基金或薪水也是令人鼓舞的。奖励虽然有时会被科学家们轻视，但确实可以促进职业生涯的发展。

所以在心理上（承认、信任、奖励）和实践行动上都去奖励你的员工吧。在行动上可以通过提供额外的机会（训练、指导、额外的礼物），给予更多的责任（自由、权力、影响、决策的地位）以及经济上的支持（额外的奖金、收入、终身职位）等方式给予奖励。可以提供的奖励有很多：给学生提供参加荣誉硕士课程的机会或一位循循善诱的良师，奖励一个博士后永久职位（终身），支持员工薪水上涨或与大家分享收益，为庆祝团队的优秀表现而举行一个晚宴，让合作的学院在经济上受益。这些都是在不同组织层面上给予奖励的例子。对顶尖科学家来说，可奖励他们在国家研究院中的一席之地，并签为正式成员。但对于那些想自己决定人生轨迹的人来说，最重要的是可以自由开展自己感兴趣的研究。

你将得到的回报是：不断提升的团队科研水平、更好的名声地位和更多的经费支持。例如，更多更好的提案可以让你轻松获得额外的100000美元的现金流（否则就会流向另一个团队）。不要忘记奖励你的团队员工：一个积极向上的办公室经理或是具有前瞻性的技术转换所增加的价值很容易超过你所给的奖励。

教授轶事

多飞行几英里！

我现在感到惊喜和开心。为什么呢？我刚刚结束了持续一周时间的毕业课程的教学，从一个距离家（和我的工作地点）有21小时行程的地方返回。好吧，那又怎样呢？和我一道去的是我的一个理科硕士，他的表现不断地惊艳到我。是的，的确如此。经历了跨时区的长途飞行之后，我们在清晨返回。猜猜发生了什么？他没有回家休息，而是带着时差去工作了！为的是向团队中的成员说一句“早上好”，并汇报一下这次成功之行。真的成功吗？确实如此，因为我和其他几位讲师开会讨论撰写联合论文和项目提案，尽管这是他第一次迈向国际舞台，他在私下讨论中所做出的贡献令人惊奇。带一名理科硕士去参加毕业生课程可能不合常理，但是他先前的工作已经具备了获得这份特殊奖励的资格。他之前的努力使他具备更进一步的能力及机遇，他把握住了这次机遇并很好地展示出了他的能力。

试一试 天赋只有被使用才具备价值

上面所列的奖励中哪些会增加你的积极性和工作效率？诚实地排一下

名。哪一个是最重要的？哪一个是最不重要的？你至今做出了多少成果，这些是否应该在你的“收入”中有所体现？你是否“得到了你所应得的”和“收获了你所期望的”？把你的答案写下来，这样你就不得不具体考虑这一问题。你会建议自己如何去实现自身天赋的价值？你会在什么时间以什么方式告诉老板你的发现？

3.8

保持联系

有些硕士会继续攻读博士学位，有些博士会选择做博士后，有些博士后最终会变为教授。甚至教授也会为了恢复精力并在顶尖的科学研究中保持多产（并避免出现“态度冷漠”或“激情燃尽”的情况）而谋求新的职位（或去短期访问，或同时在两所大学中供职）。

然而事实是大多数硕士、博士和博士后不得不在校外找工作。说得更直白些，一旦他们的学业告结，这些学生将会被“踢”出校园，进入更广阔的世界。

所以请认真对待他们的职业发展，并在你的学生和同事准备申请新的职位时，尽自己最大的能力去帮助他们。帮他们经营自己的简历，借科学考察、客座演讲、实习等机会带他们接触外面的世界，并训练他们个人和学术领导力及创业精神。

看着才华出众的学生或博士后离开你的团队是一件痛苦的事情。你已经在他们身上投入了很多，希望能有更多的回报。这是严重的人才流失，投资的一大损失，但这就是大学的运作体系。不过，被满足的校友（之前的学生或职员）可以为你的团队（以及你的学校；见下一章“梦想成真”一节的轶事）创造双赢的新机会。所以在你同意他们离开之后不要忘记他们，想办法与他们保持联系。

教授轶事

全球变暖

学生、博士后和助理教授来了又去。今天，我团队中的成员来自欧洲、美国、中国、印度、俄罗斯、智利、肯尼亚、澳大利亚以及很多其他国家。这是一个多文化的融合，也让我们每年都在不同的时间庆祝新年。过去的团队成员都飞去了其他地方。其中一些人所在的团队已与我们建立合作关系（确实，我的一些合作者开玩笑地提醒我应该把他们“放走”的同时，正积极为我的毕业生提供与他们一起工作的机会）。其他的到了新的团队，给更多的合作提供了新机会。全球维度的科学网络真的令人感到惊奇：人们在世界各处热烈地欢迎你。全球变暖！

试一试 项目家长

你有生物学意义上的父母和祖父母。他们可能在你心目中非常重要，并且可以为你付出很多。你在科学的世界中同样也有“血缘至亲”：例如，你在科研中是论文导师的孩子，或者是一位经验丰富的项目主管的“项目之子”。这个项目主管像“项目家长”一样，在你撰写第一份项目申请书时给予帮助。科学上的家人也可以为你付出很多，例如在你求职的时候帮你撰写推荐信，前提是你和他们建立并保持了一个良好的关系。你现在和科学上的家长以及他们在科学上的家长（例如，研究所所长、系主任、大学校长）之间的关系如何？你和你在学术上的侄子、侄女、堂兄和孩子（例如由你指导的本科生）之间的关系如何？画一个谱系或网图，然后明确这些人可以给你提供些什么（什么类型的信息、支持、建议、想法、知识或他人的联系方式）。顺便问一下，这些人知道你可以并能够提供给他们什么吗？

3.9

习　惯

这部分是发掘他人的潜能这一章节的结尾。根据我们在前几节所学的内容，以下所列为高效的学生们和科学家们具备的一些好习惯：

- □ 了解他人的需求
- □ 鼓励他人发展自己
- □ 启发他人
- □ 成为榜样
- □ 服务他人
- □ 团结他人
- □ 知道如何应对争论
- □ 承认他人的贡献
- □ 产生新的志向
- □ 创造挑战
- □ 明确自己的目标
- □ 帮助他们朝向一个方向
- □ 激励大家格外地努力
- □ 谈话时多用“我们”和“你”

□ 在科学上表现卓越

你是否认识具备一些（如果不是很多的话）以上所列习惯的人？如果是，就把他们视作榜样吧。

4

“真正的天才在施展才华的过程中获得快乐！”

约翰·沃尔夫冈·冯·歌德

德国著名思想家、作家、科学家等，1749 ~ 1832

梦想成真

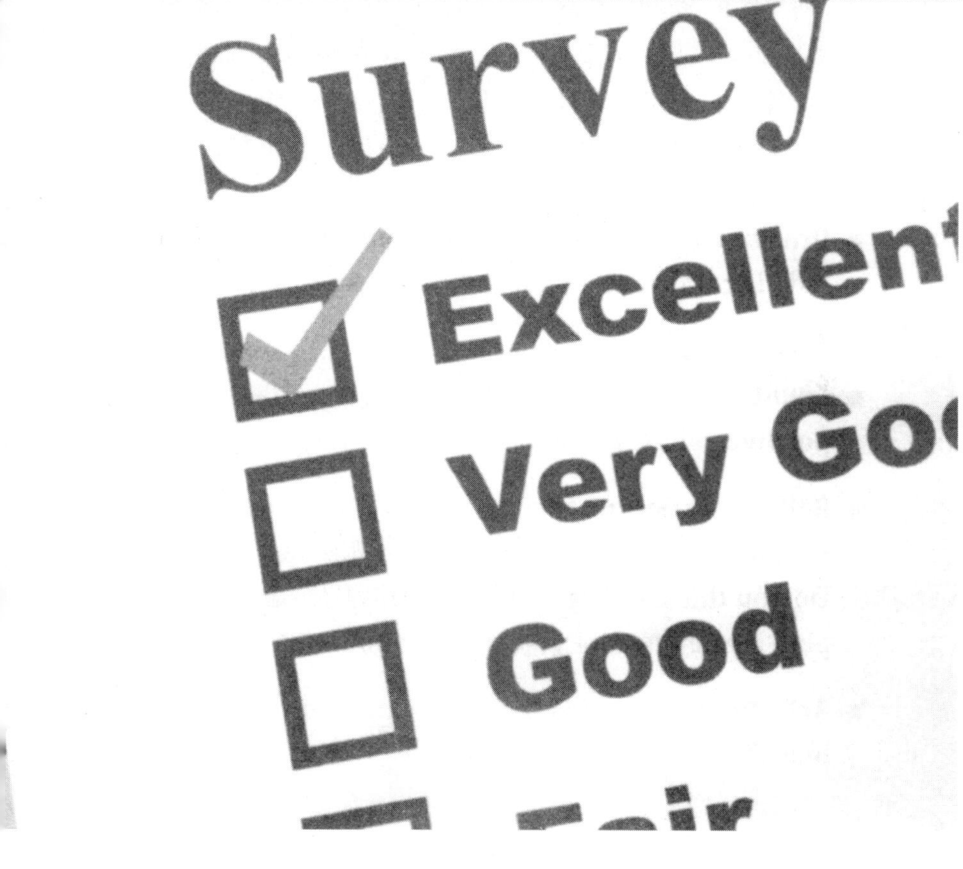

4.1 引 言

天才总是有非常聪慧的想法来破解科学问题，但天才绝非只有这点才能。爱因斯坦就曾说过，“我没有什么特别的天赋，不过喜欢刨根问底罢了”，这足以证明智力（或者说 IQ）以外的其他才能也非常重要。爱因斯坦的另一句名言，“想象比知识更重要”，也支持这样的说法。前面的三章，我重点概述了科学研究工作中必备的要素。那么，如何将理论转化到实践，应用到日常生活中呢？方法如下：

□ **梦想** 像爱因斯坦一样，思考清楚你想要实现的目标是什么，勾画出你憧憬的美好蓝图。打开思绪，抛开束缚，不要想“好，但是……”。

□ **总结成就** 思考过去，珍惜你拥有的成绩，想想你的优势和劣势。

□ **信心** 美国总统奥巴马 2008 年的就职演说词，“Yes！ We can（我们一定能）”，激励民心。你相信你能行吗？信念、想法、激情哪一个更重要？它们会帮助你，还是会成为你的束缚？

□ **行动** 行动起来！认真思考怎么制定和实施你的计划。

□ **关怀** 不要忘记照顾好自己的身体，身体和思想是并肩而行的。在制定和实施计划的过程中，确保自己的身体和精神都处于最佳状态。

□ **获得成功** 有哪一项具体行动，是你真正（是真正！）打算现在（立刻！）就采取的，并且能够发挥你的最大才能？

4.2

雷达图

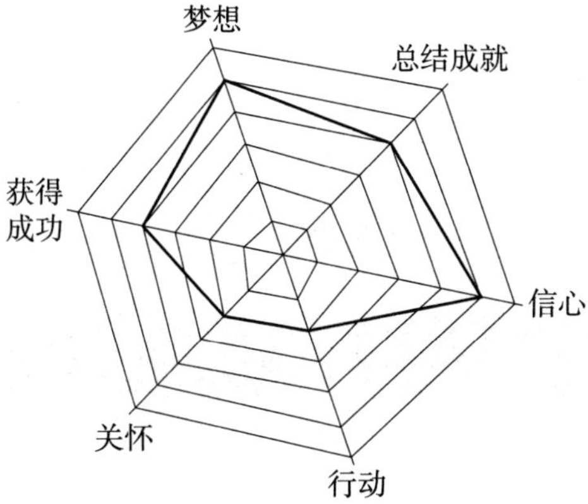

图 4.1 个人成绩雷达图

你在梦想成真的道路上，能力如何呢？正如前面章节，你可能需要一张问卷来评估你的各项能力在成功之网上的得分。以 0 ~ 5 分为标准，快速（不要思考太久）写下你的分数，分别计算出每一项目的总分数，并在成功之网上标示，这样可以帮助你分析自己目前的能力水平。

梦想成真

分值：从来没有 =0-1-2-3-4-5= 常常

梦想	
我向别人述说自己狂热的梦想	
我憧憬美好的梦想，不去想“但是……”	
我能够发现很多的机会	
我的梦想塑造我的未来	
我狂热的梦想实现了	
我是一个有创造力的人	
总分→	

总结成就	
我一直以来都在丰富我的简历	
我对取得的成就感到骄傲	
别人能在1分钟之内看到我简历上的重点	
我的主管可以为我提供热情的推荐信	
我不断地反思我不擅长的地方	
我积极主动地工作来丰富自己的简历	
总分→	

信心	
我充满无限的信心	
我对于学习或组织工作没有负面想法	
我用更有帮助的想法替代不自信	
得到指示后，我会第一时间做出反应	
我会分析负面情绪背后的信念	
别人认为我是一个开朗的人	
总分→	

行动	
我是一个积极主动的行动派	
我会主动寻找搭档而不是等着被挑选	
我已经做好从错误中学习的准备	
我更关注我的目标，而不是遇到的困难	
我已经做好改变的准备	
在克服障碍方面，我是一个敢于创新的人	
总分→	

关怀	
我的精神状态非常好	
我的身材很棒	
我总是有用不完的能量	
我留意身体警钟	
我在周末仍精力充沛	
我有足够的时间来放松	
总分→	

获得成功	
我会依据最终目标来制订计划	
我有具体的中期计划	
我追踪计划进程并且按照需要适时地调整计划	
我清楚时间用在了什么地方	
我能在合理的时间内完成计划	
我每天都按照日程表工作	
总分→	

4.3

梦 想

你对自己的职业期待是达到什么样的高度呢？事实上，你有两次机会来创造你的职业价值：第一次是在你的想象中，第二次在现实。对于你能达到的职业高度首先取决于：你构建梦想的能力。假设你在明天、1 个月、1 年或 5 年后的早晨醒来，你最想干什么？构建梦想就是为你真正想做、想要实现的事情勾画出美好蓝图，当你完全感受到你的梦想时，你充满来自心底的力量。这将会是你对事物充满激情的源动力。

首先，无论你的梦想是大是小，无论你的梦想有多狂野、看上去有多么不可能实现，但是相信我，如果你一直坚持的话，他们中有一些将会实现，将会从完全不可能变成可能。只要付出足够多的努力，至少会有一些渺茫的梦想就会从想象变成现实。因此坚持你的梦想，并且接受他们不会全部都实现的事实。

你可能会记得小时候在池塘抓蝌蚪或者在爷爷的阁楼上翻阅旧书（见第一章“热情”中的练习部分），这可能就是你梦想的源头。他们有没有在你的教育和人生中贯穿始终并影响你走向不同的岔路口？做为一个青少年或一个成年人，你内在的好奇、理想主义、人类的情感和道德贡献都会对你的行为产生影响。想象一下，你的工作会对科学和社会可能产生的积极影响，点亮你和他人（有些人会决定对你资金支持）的人生。比如：加强我们对宇宙或生命起源的理解、延长我们的寿命、找到更好的在地球上生存的可持续发展方式，以及在其他科学、社会、经济、生态和精神文明上的重大积极影响。

严肃对待你的梦想，将你的梦想列为具体的事物，短期的或长期的。抛开一切的尴尬，说出你的梦想，告诉其他人你的梦想，这样做，会帮助你严肃的对待自己的梦想，打开接受他人帮助的大门，有的时候可能会得到意想不到的结果。

你可以先试着系统性地评估本书中的所有步骤："发掘你的才能""运用别人的才能"和"发掘他人的潜能"。在每一步中，列出许多大小不等的愿望；比如你的梦想可能会包含许多小的步骤（例如参加一个顶端生物医学会议）和大的步骤（例如申请一个很高的私人基金这样你就真正可以做自己喜欢的研究）。下一章"使用你的雷达图"，会帮助你制订这些步骤。

教授轶事

梦想成真

实现梦想你可能需要资金，但是编写资金申请书又是一个非常沉闷的工作。那么，为什么不再多加一个梦想，比如说寻找一个"甜心老爹"来给你经济支持？太疯狂，不可能？这里有一个非常好的真实的例子分享给各位：

"有一天，我在加利福尼亚的海滩上散步，遇到另一个在海滩散步的人。机缘巧合，我们开始聊天，我告诉了这个陌生人我的工作。没想到他对我的工作非常感兴趣，不久以后，他为我的研究捐助了100000美元！"

这个非常少见的故事告诉我们，再疯狂的想法，也有实现的可能。你可能会觉得这样的故事只会发生在美国？那么，请你再阅读下面这个欧洲的例子：

“我正在想如何为我的技术人员们寻得下一年的资助，就在这时，院长邀请我向校友基金会的主席介绍我的工作。会议结束后，我们共进晚餐，就在那天晚上校友基金会决定给我的研究提供250000欧元的经费支持。校友基金会的协调人说，这是一笔非常了不起的资助，他们提供的资助一般都只有几千欧元！”

所以说，再疯狂的想法都可能会实现。当然，你要先向幸运伸出手：上面例子中的研究者都做好了非常充足的准备，准备着完美的“推荐自己的演说”。

试一试 你的告别晚会

假如明天就是你的告别晚会，你已经走到了科研生涯的尽头，将要退休了。现在拿一张纸，写下你的告别演说。以5年为一个周期，回顾你整个职业生涯，把它写入一份你引以为傲的报告里。如果你的职业生涯是一个楼梯，你把它靠在哪面墙上了？你为科学为社会做过怎样的贡献？你发表过文章吗，多少篇、什么样的期刊？谁是你的导师（老板）？你出过国吗？现在忘记现实（至少在这个时刻），放飞你的想象力和创造力（这是帮助你改变最重要的源动力），狂热地憧憬美好的梦想（规划你想象的未来）。

4.4

总结成就

常去想想自己已经实现的成就，心怀感恩。

准备一份简历，随时更新重要事件（“事实”）。随着职业的发展，这样的文件越来越重要。不要谦虚，客观地记录下自己的成就，包括你的受教育程度、接受过的课程、得到的分数、简单地描述目前的专业技能和研究情况、职务、受邀参加过得会议、发表过的文章（被引用的次数和期刊的影响因子）、申请到的经费支持以及其他一切你能想到的荣誉。这远比找工作前或急着使用简历时再写要容易得多。此外，简历的格式结构也非常重要：至少要做到让任何阅读你简历的人能在 1 ~ 2 分钟内读到重点。

你的简历是用来推荐自己的，呈现的事实都是你成功的经历，所以你还需要一份清单来记录你失误或失败的经历。重复地评估成功之表中的 4 个分值，看看在某个时间段自己是如何给自己评分的，看看别人又是如何评判自己的。记录下自己的弱势，要记住犯错是学习成长的重要部分。首先要意识到自己的失误和不足，才能从中学习提高技能。更确切地说，意识到自己当下的不足是第一步，更为重要的是提高自己的技能。注意，这里说的不足是指“当下”，随时提醒自己，不足和弱势都只是当下的，要对未来广阔的成长空间充满希望：是的！你现在确实是有一些不足或弱势，但是只要你采取适当的行动，你将会摆脱这些不足。

教授轶事

摆脱束缚

最近和同事聊天，她向我抱怨她的现状，她非常不甘心就这样结束她的职业生涯，同时她也觉得我是非常幸运地能有很好的职业选择。她一方面要负责科室大部分的组织管理等行政工作，一方面还有非常繁重的教学任务，几乎再没有时间进行科研。这种状况持续了好久，她才开始意识到自己的生活完全不受控制。虽然我认同应该认真地工作，在行政工作、教学和科研之间维护一个平衡，但是我更觉得我们需要保护自己，明确好自己的目标。这也是我一直在做的，没有谁一帆风顺的事业是仅仅依靠幸运获得的。你需要明确你的决定和计划。我的同事在认真地分析了自己的优势后开始采取行动了。

试一试 简历

是时候把你的简历放在桌上认真研究了，这个很重要。你的简历有没有一个好的布局呢？可以参考第二章的“阅读”一节。细细数清你独一无二引以为豪的优势，这应该也是别人会欣赏的点。这些点在你的简历里是不是处在非常醒目的位置？或者说你需要适当调整让它们更加醒目，比如说加粗？别人能在 1 分钟之内抓到你简历里面的重点吗？你的简历完整吗？最新发生的值得写的事件有没有遗漏？有没有遗漏那些能帮你写热情推荐信的主管的名字？你向他们回报过你最新的进展和成绩了吗？

4.5

信　心

你确实认真地发掘了你的个人才能吗？你相信你有科学才能吗？你能完全理解书本上讨论的东西吗？你的哪些信念是对你有帮助的，哪些信念是束缚你的？不要给自己太多的压力，但是一定要竭尽全力。你可能会觉得“我在写作方面没有什么才能”，这种想法是不对的，你需要的只是不断的训练和实践。你可能有这样的想法“我一定要参加这个会议”，这种想法也是不对的，即使你不参加这个会议，地球还是照样运转。一定要避免出现基于局限性信念的绝对是或否。听你自己弱化的言语，要知道你的信念可能会是局限性信念，也可能会是不合理的（表 4.1 所示）。

表 4.1　局限性信念举例

相信还是不相信
□ 你应该绝对不要相信你的老板（“他们在要我”）
□ 大多数组织结构的改变都是不好的（“他们可能就是想赶走我”）
□ 合作对另一方更有利而不是我（“他们只是想要利用我”）

这是一个关于局限性信念的案例。你的研究项目让你忙得分身乏术，

因为你坚信只有你能完成好这项工作，所以你必须更加的努力，让这个项目完成得更加完美。你很不快乐、压力很大、很纠结，但是你仍然坚持周末加班完成工作（你意识到了下表中的4个层次了吗？）。好，现在我们用更有帮助的信念来取代你的局限性信念，你现在需要的只是一个能完成好工作的人，你完全可以在一两周内训练一个硕士研究生来帮助你。这样你的压力很快就减轻了。

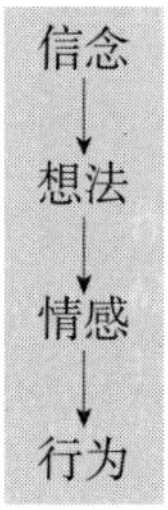

图 4.2　你的信念影响你的行为

很多的学生和研究人员可能会对他们工作的团队有负面的信念、想法或情绪。但是不要忘了，加入这个团队是你自己做的决定。觉得团队应该完全和你的想象契合就是一种限制性信念，它会让你抱怨主管、做蠢事、让你更容易生气和不满。相反地，为什么不保持一个感恩、公正、积极、有建设性的信念呢？坚定地说出你的想法，把你的好主意向合适的人阐述。通过做一名好学生、好老师或者是好的研究员来提高自己的影响力，成为所处环境（无论环境大小）中的优秀榜样。如果你仍然觉得自己不适合这个（新加入的）团队，那么做出理性的决定，而不是一味地抱怨、讲坏话或者埋怨别人。如果你经过理性的判断仍认为你和团队之间不可能实现双赢，那么不带有恶意或坏情绪的离开团队是最明智的选择。再去寻找下一个更适合你工作或学习的环境（如果可以的话，可以请原来团队帮助你换另一个工作环境）。

教授轶事

相信自己

我从朋友那里得到的最好的建议就是“相信自己”。我告诉朋友我要去参加一个重要会议，《科学》期刊的主编也会参加这个会议。他的回复是“主动去和她交流，介绍你的研究”。这么异想天开的主意，如果不是它后来真的发生了，我自己都很难相信主编会对我的研究感兴趣。但是在当时，我真的在休息时间去找主编聊天，谈话内容丰富让我获益匪浅。我最近也还在申请一个非常重要的资金资助，大家都觉得非常有希望。这个故事，让我更加坚信了这一点，没有什么事情是不可能的，只要你相信自己，就一定会成功。

试试看　盲区

你已经凭直觉和（或）通过问卷完成了上网上的四个项目，在这个过程中，你可能非常努力变得客观，但是主观成分很难避免。现在的练习需要你看向镜子，但是你现在在镜子中看到的自己并不是真正的自己。想要了解真正的自己，你需要寻求同事的帮助，比如说你的主管，看看他们是如何评价你的，让他们通过问卷和（或）直观地帮你完成了上面四个项目的评分。比较你自己的结果和同事给你的结果，这是一个帮助你看到自己盲区的最快速有效的方法。在最后章节的练习中，你可以使用这个结果。

4.6

行　动

有梦想和计划是非常棒的，但是要如何执行计划却是一门艺术。正如歌德所说，“真正 的天才在施展才华的过程中获得快乐！”。

现在是时候将理论转化到实践中，开始执行你的 SMARTI 行动方案：明确的、可以衡量的、合理的、实际的、时间相关的以及同样重要的最后一条——鼓舞人心的（对应缩写见下表）行动方案。激励自己，甚至超越自己现在的信念，开始将你的梦想转化为现实。在你实现梦想的过程中总会遇到很多的阻碍，保持创造力去寻找解决方法实现成功。这也是本章最后一节“获得成功”和第五章“使用你的雷达图”会继续讨论的。

表 4.2　缩写 SMARTI 的含义

你的 SMARTI 行动方案	
S	明确的
M	可衡量的
A	可接受的
R	实际的
T	时间相关的
I	振奋人心的

如果你还没做好接受改变的准备或者说你期待事情会自己向好的方向改变，那么请阅读下表。

表 4.3　及时行动的原因

行动还是不行动
☐ 继续做着同样的事情但是期待着不一样的结果是一件自欺欺人的事 ☐ 消极的人会被环境改变，而积极的人会改变自己的命运 ☐ 如果你总是做同样的事情，你将会永远得到相同的结果 ☐ 如果你关注的是你的目标，你就会忽略掉路途的阻碍 如果你关注着路途的阻碍，你就会忽略掉你的目标

教授轶事

毫无意义的文件

我到布鲁塞尔的欧洲联盟公署办公室参加一个资金项目的最终谈判。在这个谈判过程中，执行官同时也是非常出色的科学家，他一直在将我推向自己的极限，让我发现自己是有能力组织十方参与的联盟组织的。这个过程真的他帮助了我很多，让我受益匪浅，我也成功地拿到了十方签署的文件。执行官坚持的基本观点就是先写下 SMARTI 行动方案，他认为所有的任务，比如说一个“报告”都需要以 SMARTI 为标准来完成：如果没有这些标准，我的项目搭档可能会给我一个毫无意义的文件，说是所谓的“报告”，我作为合作者除了接受它以外别无选择。现在回想起来，我仍对那个执行官心存感激，感谢他教会了我虽然严厉但是非常有用的一课。

试一试 我能提供什么

你将会在未来的每天、每周、每月、每年做些什么呢？来列一个明细表吧。假如你现在是自己在给自己付工资，那么你有什么付出是值得每年成千上万美元的工资回报呢？那你打算给自己多少的工资呢？又是你怎么的贡献值得这样的回报呢？记得按照 SMARTI 行动方案执行，特别是 SMARTI 中的 I（鼓舞人心的），因为你的资金很大程度上还是取决于你如何的推荐自己。

4.7

关 怀

另外，之前没有提到，但又非常重要的一部分就是你的身体和心理状态。如果你的状态很好，你会更有创造力，会更加坚持实现梦想。所以你的身体和心理状态怎么样呢？你每天会为你身体花多少时间呢？“健康的精神寓于健康的身体”是20世纪50年代英国的标语——这就是为什么运动在英国教育系统中一直占重要的地位。

科学，特别是顶尖的科学，是需要好的身体和精神的。你的大学会支持你，但是你也要照顾好自己，避免进入一个精疲力竭的状态。一段时间内每周工作60小时没什么问题，但是不要透支你的身心。如果你出现头痛，夜间失眠或是其他症状，你可能会关掉闹钟，吃点阿司匹林或喝咖啡。这样的做法可能短时间内会奏效，但不是长期的办法。要想在工作上成功，你需要表现出自我领导力（例如自律），不止是在与工作直接相关的事情上，也在其他直接或间接影响工作的方面。一些人受益于每天的冥想，一些人受益于读科普小说，野外徒步，或酒吧社交等。比如说你骑车，游泳，运动，好好吃饭，有充足的睡眠，都会帮助你有一个好的身体。记住你会工作40～45年，所以你要保持身体健康坚持到底。

避免筋疲力尽写起来很简单。而事实却是一些学生与科学家很难从漫长的身心工作中真正休息一下。如果你觉得你很焦虑，这个症状在两周内没有消失，你就应该去寻求帮助：跟主管和导师聊聊，或者拜访医生。持续的症状可能是抑郁症发作的表现，很多人会耽误寻求帮助的最佳时间，尽管在这段时间里他们也无法好好工作。

所以，再次强调，想想你的信仰，想想你的成功和失误，想想你的梦想，以及想想“我会照顾好自己”来保持一个好的身心状态。

在职医生轶事

风险科学

谁说科学家是坐在象牙塔、实验室和办公室中，一周工作 7 天，其他什么事也不干的无聊的人？不，当然不是。有很多科学家就很热爱运动：他们跑步、游泳、攀岩、滑雪、帆船。他们也读小说，去教堂，以及其他休息的方式。然而，科学家一周工作 7 天的说法也不完全错：科学家的确处于危险之中。许多工作任务占用他们的时间，他们可能就没有时间参加别的活动。这就是一个例子：一个副教授已经变成了一个完全的工作狂，抛下了他的爱好与运动习惯。他感觉很糟糕，无论是身体上还是心理上，但是他又找不到时间来运动和维持爱好。他不是一个无聊的人，他的生活之前充满音乐和棒球。但是慢慢地在工作的压力下，他放弃了它们；他变成了科学的奴隶。

这有另外一个积极的例子：

一个全职教授经常旅游教书和参加会议演讲。他同时也时刻准备着：他有跑鞋和运动服，早上或午休你可以看到他在会议中心的海滩、另外一个地方的山上、上课所在的小镇里跑步。这些体育锻炼让他保持健康，沿途的风景让他很快乐。难怪经常有其他的演讲者和与会者加入到他的慢跑中来。

试一试 不仅仅有工作，还有生活

你最近有做什么来保持身体和精神都处于最佳状态吗？如果让你给自己的快乐、精力、心理耐力、适应能力打分，你会给自己多少分呢？你的生活方式有问题吗，需要改变吗？如果需要的话，再来梦想一次、总结成就、去相信、去行动……去获得成功（这是下一小节的内容）。

4.8

获得成功

无论是学生、博士后还是教授，我们都会有梦想，有长期的、也有从长期计划中衍生出来的中期或短期计划。作为一个 PhD 学生，你的梦想和成功可能会是关于论文的，你期待着在三四年内在你最欣赏的期刊上发表文章。作为一个博士后，你的梦想和成功可能会是能够有自己的独立研究并且能够有足够的资金支持，最好这些能够在两年内实现。作为一名教授，你的梦想可能会是想要建立一个全新的令人兴奋的国际联盟。

现在把你的长期梦想转化为能够实现的目标。比如说你可以把未来 4 年要实现的目标分派到 A 到 E5 张任务表上。考虑到任务的连贯性，你需要先完成 A 任务再完成 B 任务（A → B）；或 C → D; B 和 D → E。每一个目标都是由很多具体任务（你应该要做什么）、预期结果（你应该在每个阶段得到的成果）和时间截点（你应该什么时候完成任务）组成，并且这些具体内容都应该写下来。下表展示的就是一个粗糙长期计划表。

表 4.4 长期计划表

你的 SMARTI 行动方案长期计划表								
目 标	以半年为一个时间段增加							
	6	12	18	24	30	36	42	48
1 任务 A								
2 任务 B								
3 任务 C								
4 任务 D								
5 任务 E								

*SMARTI 行动方案：明确的、可以衡量的、合理的、实际的、时间相关的、鼓舞人心的

一旦你设定好了长期目标，你就应该从中期目标开始执行。先理清楚你列出任务的优先级，选择优先级高的项目开始执行。制订一个短周期，比如 8 周，每 8 周回过头检查一次原来制订的计划，反思什么做得好，什么地方还应该再改进调整。在你的中期计划表的上部分写下你的成功和瓶颈，再在下部分写下你接下来 8 周的任务、你期待实现的目标（“预期效果”）和时间（“在第 × 周完成任务”）。如果你遇到了不可预期的阻碍，就好好思考如何克服阻碍，保持创造力（比如，向统计员或分析师寻求帮助）。

对于那些不知道你的时间都去哪儿了的人来说，提前制订好每周的每个任务的时间计划是一个非常不错的选择，并记录好每天每个任务真正消耗的时间，数天或数周后分析时间数据：每个任务真正消耗的时间分析可能会帮助你调节行动方向改变行为习惯。比如，下面的例子就是一份太过

乐观的计划，记录结果显示在其他事情上浪费的时间而不是五个主要任务。

最后，一个短期的每天的计划（表 4.5 所示）也会让你受益匪浅。每天早上花一点时间来确认你昨天的任务完成得有多棒，以及确定今天要完成的任务：明确好任务的优先级。

表 4.5　中期计划表

你的 SMARTI 行动方案中期计划表		
周数	1 ~ 8	
前期评估		
成功		
成功开发了一个全新的实验室方案		
将方案运用于 20 个样本		
草拟一个方案流程		
瓶颈		
在统计编程方面需要别人的建议和帮助		
准备下一个会议的时间不足		
下一阶段的计划		
新任务	**预期结果**	**完成（周数）**

续表

你的 SMARTI 行动方案中期计划表		
运用于 30 个样本以上	收集到所有数据	3
咨询统计学家	建立软件模型	3
数据分析和解释	研究人员清楚结果	5
初稿完成	发送给同行评议	8
会议准备	准备好展示，~40 张 PPT	8

表 4.6 时间表

任务	估计时间	8 周内每个任务花费的时间（计划时间 / 实际时间）							
		1	2	3	4	5	6	7	8
1	56	24 24	24 10	8 24	– 20	– 10	–	–	–
2	48	16 16	16 14	16 –	– 11	– 20	–	–	–
3	56	–	–	16 –	20 –	20 20	–	–	–
4	98	–	–	8 –	20 10	10 –	20 14	20 30	20 30
5	70	–	–	–	–	10 –	20 10	20 –	20 –

表 4.7 短期计划表

“今天要做的事情”短期计划表	
日期	
活动	优先级
写实验方法	1
创建更好的表格	1
阅读《自然》刊登的综述	2
和 × 会面	3

助教轶事

超级记录狂

我在大学教专业课的时候，我的学生反映每天记录各活动 / 项目花费的时间非常有意义。当然，一开始他们也对这样的做法保持怀疑，并且如果是每周记录一次的话，时间太长，具体的细节基本记不住。所以，这也鼓励他们每天坚持记录时间分配（写在一张日记纸上、个人数据助理 PDA 或 Excel 数据表格）。这个小小的举动帮助同学们分析每项任务具体花费的时间，更帮助他们制订好下一次的时间计划。保持记录的习惯，即使是在一个非常短的时间，也能帮助你深刻地洞悉你所做的各方面事情，你花费的时间，或你实验室或是日常生活的费用。详见第一章“排序”这一节。

试试看 试着去做计划

你的书桌旁有没有一面可以贴便利贴的白板？试着画一条时间轴，画出硕士论文或博士论文完成的前两年。计划好每个任务完成的时间，比如说完成一篇文章，在时间轴上用三角标明，用一条粗线提醒任务完成还剩余的时间。还有其他重要的事情也要在白板 / 纸上标明，比如去别的实验室实习或是 4 周的假期。它会及时地提醒你和你的主管近期有哪些应该完成的任务，帮助你合理地规划事情的优先级。有了这样的时间轴，可能就会出现这样的情况：督促工作进度的老板来到你的办公室，看到你的时间轴上标满已经完成的任务，然后欣然离开。

4.9

习 惯

本小节是“梦想成真”章节的结尾。基于前面章节的阐述，下面列出了非常高效的学生和教授们共同的一些好习惯：

- ☐ 谈论梦想
- ☐ 拥有清楚的愿景
- ☐ 清楚自己的优势和劣势
- ☐ 意识到局限性信念
- ☐ 对于克服困难保持创造力
- ☐ 相信自己
- ☐ 保持积极性
- ☐ 坚持不懈地保持行动
- ☐ 敢于尝试新鲜事物
- ☐ 从错误中学习
- ☐ 能很好地照顾自己
- ☐ 非常认真地提高自己
- ☐ 有明确的计划
- ☐ 监督工作进展情况
- ☐ 庆祝每次的成功

5

“爱生活如濒死，求大道若永生”

——圣雄甘地

印度国大党领袖，印度作家、哲学家，1869 ~ 1948

使用你的雷达图

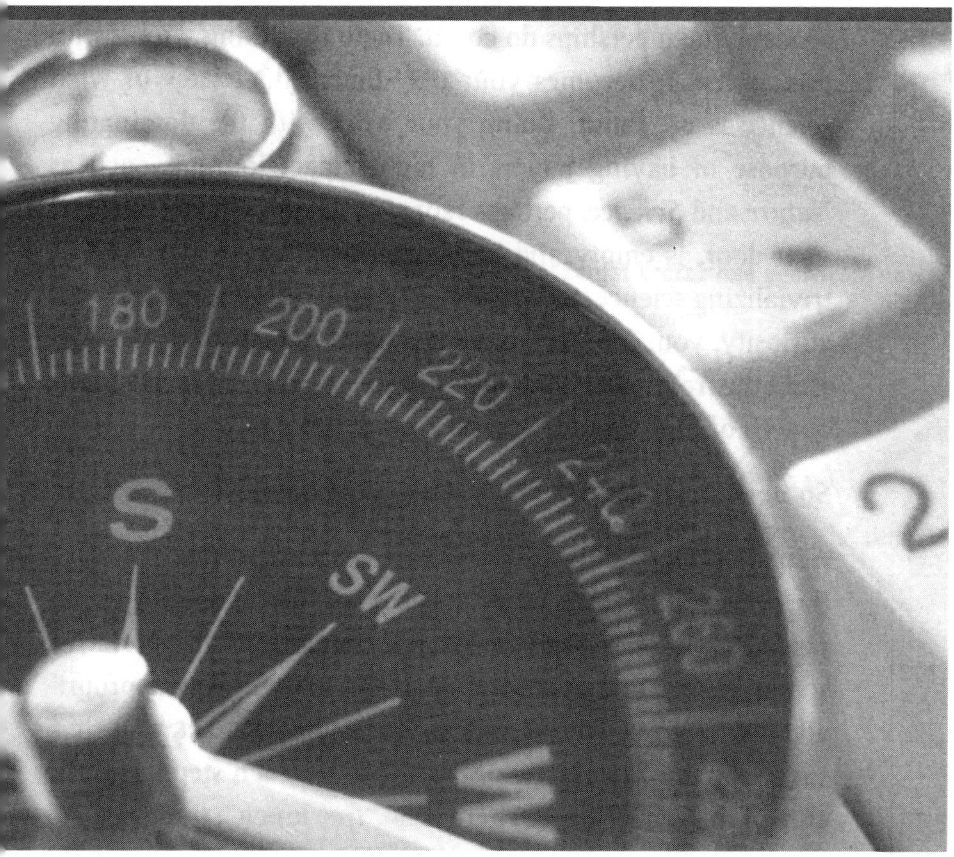

5.1 引 言

为了清楚起见，首先我得确认你没有误解我的意思。本书中多处强调“科学领域之外”的技能以及在科学工作中“遵循规则”的重要性，也就是说，在科研工作中，你可以看重自己撰写文章的数量、文章发表期刊的影响因子以及你的学术地位。关注这些并没有错，但如果对你而言科学仅仅是这些虚名实利，那你就大错特错了。假如你工作的首要目的是在高影响因子期刊，如《自然》或《科学》上发表文章，或者是发表文章的数量比你隔壁的同事更多，那么你的工作将是空泛且没有内在价值的，同时也是对科学的不尊重。那么，对于科学工作什么才最重要呢？当然是你的理想，你的好奇心，以及你的学术追求。尽己所能推动科学领域的进展，运用所知所学造福人类，这才是我们应当坚持的。

读到这里，本书是否已渐进尾声？

当然不，接下来的部分才是最重要的。通过下面的 4 张雷达图（图 5.1），你可以形象地发现自己的优点和缺点。现在是时候为了取得更好的成绩而立下雄心壮志了。比方说，从现在开始的 1 年内，你要找到合适的工作方式去实现自己的目标：确立理想、认真考量、树立自信、努力行动，最后功成名就。这 5 个阶段，每一阶段你都要训练自己去“试一试”。天下没有免费的午餐，所有的收获都需要辛勤耕耘，这，就是本书最后一部分要叙述的。

5.2

完 成

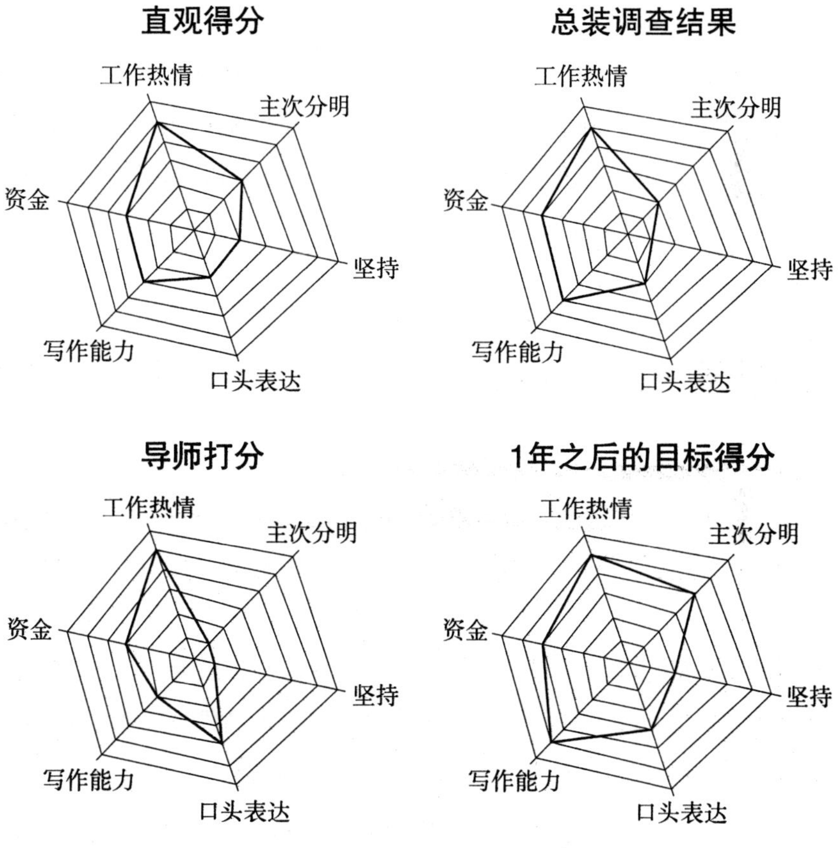

图 5.1 将你的网状图摆在桌上

现在你可以着手分析你的图表得分并完成自己的工作了。请将这些图表放在你面前的桌子上，对比通过不同方式所得分数之间的区别（图 5.1），比如，看看你自己的打分与导师给你的打分有什么不同：这样你很快能找到自己的盲区。你要从现在开始，为一段时间之后（比如说 1 年以后）设定一个目标分数（到那时再看看你的分数较之你现在的成绩是否有了进步）。也许，你目前想要提高的能力并不是得分最低的那一个，而是现在对你的事业影响最大的那一个。所以，你要弄清楚自己现在想获得提高的方面是哪些，并且为它们排个先后顺序。

在下文中，你会看到 5 个关于“试一试”的练习，每一步练习都涉及从现实到梦想的某一阶段。如果你需要一些灵感，那么，本章的最后列出了一些表格，里面就希望、现实、消极和积极的信念以及可以实施的行动给出了相应的例子。你可以从 www.talent4science.eu 下载空白的表格并运用到下述的练习中。介绍完下述练习，本书就真正结束了，但对你而言，这些练习仅仅是一个开始。希望你在生活和科研工作中都一切顺利！

试一试　我有一个梦想[1]

现在（至少在此时此刻），请忘掉现实，调动你的创造力（这是让你进行改变的最宝贵的资源），放飞思维（构建你想象中的未来）。如书之前所写的，首先，你要确立一个远大的梦想，不管它多么伟大或多么渺小，也不要管这个宏伟的梦想看起来多么遥不可及。请相信我，如果你坚持不懈，你的一些梦想就会得以留存，虽然它们看起来仍很难成为现实，但至少不再全无可能。随着你的努力愈多，一部分梦想就愈有可能从幻想变为既定的现实。接下来的几步训练将会帮助你美梦成真。

1　马丁·路德·金，1963 年 8 月 28 日，林肯纪念堂（在这个演讲进行的一周之前，我才刚刚出生！）

试一试 我的梦想很重要

如果你的脑海中已经充满了梦想，那么现在你可以回到现实、认真思量了。你的梦想是建立于客观事实之上的，它可能离现实很近（在最好的情况下），也可能离现实很远（在最糟糕的情境下，可能你现在面对的就是这种情况）。事实来源于客观观察，而非主观解释。那么，我们如何用不同的方式来看待相同的事实呢，这就是我们接下来要讨论的。

试一试 我最后相信自己

积极的信念（比如“没错，我一定能得到帮助、找到资源”）和消极的信念（比如“我不可能实现自己的梦想”）与所有的梦想相生相伴。这一步练习的主要目的就是帮助你认清对你有益的或局限性的信念，同时强烈地希望你能加强积极的信念并摈弃（或者仅是偶尔接受）消极的信念。当你问自己“我有多少工作的热情”“我做事能否分得清主次”“我是否有毅力”等问题的时候，请记下你心中产生的想法和信念。如果这种信念是积极的，就继续保持，如果它是消极的，就试着用更积极的想法替代它。

试一试 我很聪明！

我们有很多梦想，但我们往往不付诸行动。超越梦想往往需要竭尽全力。但我们为什么不尝试一下呢？你需要动用自己创造性的思维，将“你无法克服困难”的消极信念转变为“你可以做到，并且知道该怎么做”的积极信念：用 SMARTI 的行动来克服困难。如果你不知道该向谁或向什么寻求帮助的话，现在就来继续填写表格的最后部分，用语言来描述你的行动吧！

试一试 规划我的行动

在将梦想或幻想转变为现实的道路上，你不应该（总是）让局限性信念阻碍你前进的脚步。上述的练习可以帮助你应对许多预想中的困难。记住：你所克服的困难愈是艰深，你和你所在的团体就愈是卓越。现在，请明确你的目标并拟定适合自己的计划表（长期的、中长期的和短期的计划表，详见第四章“获得成功”一节）。密切关注你自己随时间的点滴变化并根据需要随时调整你的计划。假如你前进的道路上出现了新的阻碍，那么，就集中全部精力寻找新的办法跨越它们。

下文中，本书就希望、现实、限制性的（-）和有益的（+）信念以及克服困难的具体行动给出了相应的例子。

发掘你的才能

热情		
希望	进行一项具有突破性的博士研究项目	
现实	我的硕士论文成绩优异	
信念	没有人为我提供这样的研究项目	-
信念	我可以做好计划	+
行动	寻找一个优秀的导师，写好研究提案	

排序		
希望	成为一个高效、高产的研究者	
现实	手头的工作太多了，让我觉得难以完成	
信念	这只会让我犯错误	-
信念	我能学会先处理重要的事	+
行动	规定每天用 4 小时完成重要的任务	

坚持		
希望	在解决特定问题方面建立名声	
现实	令人沮丧的是，我已经一连几周停滞不前	
信念	我最好还是放弃吧	-
信念	更高性能的计算机可以解决这个问题	+
行动	申请进入超级计算机中心	

演讲		
希望	知道自己该对导师说什么	
现实	我还没准备好一个完整的 3 分钟的演说	
信念	我的口头表达能力很糟糕	-
信念	准备一份陈述报告也许会有帮助	+
行动	练习、改进、再练习、再改进	

写作		
希望	写一篇文章，投稿给高影响力期刊	
现实	该期刊的编辑会出席我即将参加的一个会议	
信念	机会很小	−
信念	我可以尝试着与那个编辑打交道	+
行动	请那位编辑帮忙评论我的论文提案	

资金申请		
希望	为我自己的项目构想争取一份理想的经费	
现实	我没有写经费申请的经验	
信念	不管我的提议是什么，我都会失败	−
信念	我只需要一个成功的案例就可以了	+
行动	找一份经费申请作为模板	

运用别人的才能

阅读		
希望	随时了解最热门的文章	
现实	我对研究热点的关注总是慢半拍	
信念	已经发表的文献实在太多了	−
信念	现代科技会对我有帮助	+
行动	在相关网站上注册，获取最新电子文献提醒	

倾听		
想法	听懂他人的言外之意	
现实	我似乎对这方面不太敏感	
信念	遗憾的是，我不过只是个科研人员	–
信念	科研人员也能分析谈话中的信息！	+
行动	阅读与沟通相关的书籍	

提问		
希望	成为一个高效的科学家 / 文章作者	
现实	我提出的问题比我能解决的更多	
信念	我永远都写不完自己的文章	–
信念	科学无止境，研究工作也将永不停息！	+
行动	总结在文章的讨论部分所遇到的问题	

分享		
希望	所有人都不藏私	
现实	人们往往不愿分享至关重要的信息	
信念	这是人之常情	–
信念	至少我自己不能吝于分享	+
行动	以真诚的方式、及时地与他人分享信息	

合作		
希望	与有天分 / 志向的人一起工作	
现实	后勤人员并不如我们一般有干劲	
信念	他们只是和科研人员不一样	-
信念	我们可以让他们真正成为小组的一个成员	+
行动	邀请所有的后勤人员共进圣诞晚餐	

前进		
希望	无论就工作还是个人而言，都要努力成长	
现实	因为家庭的原因，我无法有所进展	
信念	我陷进死胡同了	-
信念	是时候重新做规划了	+
行动	给自己放个假或安排一次短暂的观光游览	

发掘他人的潜能

激励		
希望	成为一个能鼓舞人心的课题组长	
现实	到目前为止，我仍然缺乏经验	
信念	我可能会让自己陷入麻烦之中	-
信念	但我眼界高远	+
行动	去参加学术领导者培训课程	

教育		
希望	我所在的研究所有很多研究经费	
现实	但我们的学习申请成功率很低	
信念	别人应该做些什么	−
信念	我可以帮忙增加成功率	+
行动	成为别人的“资助者”	

团结		
希望	有两个合作关系良好的团体	
现实	财政问题阻碍了他们的合作	
信念	其他组织获得了更多的利益	−
信念	那又如何？毕竟我们都已有所收获	+
行动	传播一种新的团队协作文化	

支持		
希望	在科学领域人人都有平等的机会	
现实	很少见到女性教授	
信念	男性比女性更聪明	−
信念	在男性的世界中，女性做得不够好	+
行动	建立一个特别的组织，支持女性的工作	

奖励		
希望	我所在的大学有领先的世界排名	
现实	我没有看到我们的优势	
信念	我们是最棒的，只不过人们没有看到	−
信念	我们可以提高知名度	+
行动	公开地庆祝取得的成就	

保持联系		
希望	与校友保持密切的联系	
现实	大部分校友都在别处工作。	
信念	他们都已离开，无法再保持联系了	−
信念	母校对他们有重要的意义	+
行动	加强校友会维系工作	

实现梦想

梦想		
希望	认真对待自己的梦想	
现实	我忽视了自己对改变的内在需求	
信念	只有软弱的人才整天做梦	−
信念	我应当认真对待自己	+
行动	与其他人谈谈自己的梦想	

总结成就		
希望	获得一笔个人财产	
现实	我距离求职应聘还有大约 1 年	
信念	我的简历还不够完美	-
信念	我的简历只是目前还不够完美	+
行动	为即将到来的挑战制订行动计划	

信心		
希望	让自己摆脱限制性信念	
现实	我总是首先看到消极的一面	
信念	我是一个悲观主义者	-
信念	这本书让我看到了改变的希望	+
行动	修习一门个人发展课程	

行动		
希望	成为首席研究员	
现实	人们觉得我的想法或计划太过于含糊不清	
信念	我永远都不能成为一名好研究员	-
信念	我只是需要工作中更多的锻炼	+
行动	制订一个明确的 SMARTI 行动计划	

关怀		
希望	希望处事尽善尽美	
现实	会议、饭局、工作和压力太多了	
信念	我做事不能半途而废	-
信念	我要学会说“行”或“不行”	+
行动	从这周起，开始练瑜伽	

获得成功		
希望	做一个优秀的时间管理者	
现实	我总是忘记先做最重要的事	
信念	我是一个马大哈	-
信念	我要变得更有条理	+
行动	买一个日程计划本或时间管理软件并使用它合理规划时间	

深入阅读

本书在这里提供一些你可能感兴趣的网页链接。你也可以到我们的网站中获取更多链接：**www.talent4science.eu**；或将你感兴趣的事情发送到：**info@talent4science.eu.**

顶级科学知识宝库

www.nobelprize.org 诺贝尔奖官方网站，包含所有诺贝尔奖得主的相关信息。谁会成为下一届诺贝尔奖得主呢？可惜的是，仅有少数科学研究领域设有诺贝尔奖项。

www.f1000biology.com 和 **www.f1000medicine.com** 这两个网站前者为生物学相关，后者为医学相关，分别介绍了两个领域的组成结构以及它们认为最热门的学术刊物。

Scholar.google.com 谷歌搜索引擎，专业搜索各类科学刊物，它还有引用及链接到相关文献的功能。

Info.scopus.com 包含大量关于研究类文献的摘要和引用数据，还有各种专利以及精选网络资源。

www.researcherid.com 一个全面的、囊括多个科学领域的学术研究网络社群。运用已有的学术介绍网站来组建你自己的资源网络，确保你能及时获取这些网站的更新、或者将它们与你的主要个人网页相链接。

Isiknowledge.com 在这里，你可以找到一个科研工作者曾发表过的文章以及文章被引用的次数（或被谁引用了）；这里也给出了各科学期刊的影响因子以及其他更多的信息。也许你可以通过你的学校账户或图书馆网站来进入这个网站。

www.creamofscience.org 该网站举例介绍了一个国有科研机构是怎么对他们的顶级科学家们进行排名的（比如荷兰），如果以这份排名名单来作为奖项提名的参考，也是不错的。

顶级的科学期刊

www.nature.com 在这个网站中你会看到大量发表在《自然》期刊中的高影响力的文章。假如你在其中发现了自己的名字，那将是一件非常自豪的事情。但千万别以为这里是唯一的一块科学圣地哦。

www.nature.com/reviews《自然综述》期刊包含了众多学术观点、学科前景展望以及综述类资源，如果你想随时了解某个话题的最新动态，这个期刊会非常有帮助。

www.trends.com 与《自然综述》期刊类似，是新手科研起步或研究者了解最新学术动态的重要资源。

www.sciencemag.org 类似于《自然》，是重要的综合类期刊。

通用科学网站

www.newscientist.com 及 **www.the-scientist.com** 涉及所有科学领域的通俗易懂的介绍性文章，建议你通过阅读，培养广泛而综合的学术兴趣。

一些国际资助机构

www.hfsp.org

www.nih.org

www.nsf.org

erc.europa.eu

cordis.europa.eu

规划工具

了解更多关于规划工具的使用，例如，甘特图（**en.wikipedia.org/wiki/Gantt_chart**）和 Pert 图（**en.wikipedia.org/wiki/PERT**）。

学术技能

www.cambridge.org/features/for_scientists 包含剑桥大学出版社出版的学术技能类书籍，比如:《科研论文：如何撰写及制图》(*How to Write and Illustrate a Scientific Paper*)，Björn Gustavii 著。

www.nature.com/nature/authors/gta/Letter_bold_para.doc 示范了如何为你的论文写一个优秀的摘要。

www.nature.com/naturejobs/magazine/index.html 这自然是关于工作的网站！它会告诉你如何充分地在你的工作中受益。

Sciencecareers.sciencemag.org 另一个能给你的科学工作与科研事业提供帮助的网站。

“《自然》给学术导师的建议”，Adrian Lee, Carina Denni, Philip Campbell，《自然》，2007：447, 791-797。

公共科学图书馆（PLoS）为读者提供了一系列以“关于……的十个简单原则”为题的文章。见 **collections.plos.org/ploscompbiol/tensimplerules.php**

www.hhmi.org/labmanagement 为博士后及新入职研究员提供了实用的科学管理指导。详见图书《走正确的路》(*Making the right moves*)，霍华德·休斯医学研究所及巴勒斯·韦尔科姆基金会编著。

www.nationalpostdoc.org 国际博士后联合会，主要工作是为出版物及网络资源提供指导。

www.sense-oline.nl SENSE，英语母语翻译协会，该协会可提供一份自由编辑名单，其中部分编辑可完成科技类翻译。一些期刊网站也提供编辑服务，在该翻译协会网站中可见到这些网站的链接［见期刊页面“给作者的指导”（Guideline to authors）］。

个人发展

www.thework.com 网站设计了四个问题来探究你对别人的看法，根据你的答案，你也许会意识到你以往的一些信念是消极的，并且想要改变它们。这里还提供了一些相关书籍（如，《质疑自我，改变世界》（*question your thinking, change the world*)，Byron Katie 著，Hay House Inc. 出版）。

www.franklincovey.com 提供关于成为高效人士的七个习惯的书籍［如，《高效能人士的七个习惯》（*The Seven Habits of Highly Effective People: Restoring the Character Ethic*），Covey 著，Simon Schuster Inc. 出版］。目前已经出版了描写了八个习惯的新版书。

www.bus.umich.edu/FacultyResearch/Books 提供了一些有趣的管理类学术书籍的链接［如，《成为大师级管理者：构建能力框架》（*Becoming a Master Manager: A Competency Framework*），Quinn 等编著，Wiley Sons Inc. 出版］。

诺贝尔奖得主自传

读一读你感兴趣的学科中真正的科学大家的自传吧。比如说《你的》(*Your*)，Watson 和 Crick 著（因在 DNA 结构上的突破性发现而获得 1962 年诺贝尔医学奖）。

鸣　谢

在编写一本书时，光靠作者自己是不行的，更重要的是请别人来帮你参谋、评价你的作品（甚至是你的父母也可以提供帮助）；他们可以明确地指出你的盲区。所以请务必花一些时间来与他人探讨。在过去的几年中，我曾让许多人看过这本书早先的几个版本。当时我感觉自己像在冒险，害怕他们会直接否定我写的东西。不过回想起来，每次我将文字与他人分享时，总是会得到热情的、建设性的回应。在这里，我要特别感谢：

Danny Arends（硕士研究生，欧盟）

Rianne Jansen（硕士研究生，欧盟）

Yang Li（博士研究生，中国）

Sasha Zhernakova（博士研究生，俄罗斯）

Pjotr Prins（博士研究生，欧盟）

Martijn Dijkstra（博士后，欧盟）

Morris Swertz（博士后，欧盟）

Ellen Nollen（助理教授，欧盟）

Ody Sibon（副教授，欧盟）

Melinda Mills（副教授，加拿大）

Rainer Breitling（全职教授，欧盟）

Alan Attie（全职教授，美国）

Bill Beavis（全职教授，美国）

Gary Churchill（全职教授，美国）

Theunis Piersma（全职教授，欧盟）

Dirkje Postma（全职教授，欧盟）

Lubbert Dijkhuizen（研究所所长，欧盟）
Henk Kiers（学系主任，欧盟）
Douwe Wiersma（学系主任，欧盟）
Sibrand Poppema（大学校长，欧盟）
Margot Edens（大学教员，欧盟）
Eva Jordans（思腾（Schouten & Nelissen) 培训公司导师）
Hans Leewens（Van Edu &Partners 公司创始人，职业发展咨询师，欧盟）
Brigitte Hertz（自由职业培训师，欧盟）
Ben Verheijden（自由职业培训师，欧盟）
Jan-Pieter Weening（自由职业培训师，欧盟）
Jackie Senior（学术文章编辑，本书编辑，欧盟）
Katrina Halliday（组稿编辑，剑桥大学出版社，欧盟）
Klazien Offens（大学办公室管理人员，欧盟）
Imogen Hurley（研究项目主管，美国）
Charles Buys（NWO 董事会成员，欧盟）
Peter Flach（全科医生，欧盟）
Gon Bleeker（全科医生，欧盟）
Dirk Visser（平面设计师，欧盟）
Eimert van't Veer（作者好友，欧盟）
Gerard Jansen（作者父亲，欧盟）
Henny van Zanten（作者配偶，欧盟）

此外，还要感谢荷兰科学研究组织（NWO），感谢我的研究小组、研究所、大学，所有参加我工作的成员，以及其他许多不断激励我、并且让我觉得自己在大学里的工作无比值得的人。

索　引

后　记

时光飞逝，2019年春节过后，《开发科研潜能》中文版终于即将付梓。作为里策特•扬森教授人才培养著作系列的开山之作，这本书写得实在是令人叹为观止。培养科研人才这么复杂而又难以把握的主题，被扬森教授用薄薄的一本小册子总结得淋漓尽致，并且还有着极强的可操作性，的确是难能可贵。正因为如此，《开发科研潜能》在欧洲出版后立即成为了畅销书，迄今销量仍经久不衰。

然而，这本书的中文版问世，却经历了十分曲折的过程。

最早准备将这本畅销书呈现给中国读者的是本书的主审李扬教授。作为扬森教授的博士生，她对原书也有所贡献，因此也列名于扬森教授致谢名单的第三位。早在2010年，李扬就已经将原书序言作为样章翻译出来，并拟与国内某出版社合作，好让中文版早日面世。然而种种原因，此事竟未能如愿。

2013年底，我从格罗宁根大学医学中心分子遗传学专业获得理学博士，即将回国。我们研究组的英文编辑Jackie老师将本书和其姊妹篇《申请科研基金》作为礼物送给我，我几乎是刚刚看完序言就佩服得五体投地。回国后我就将这两本书郑重推荐给中国协和医科大学出版社，谈妥版权后开始翻译。尽管本书才是姊妹篇的第一部著作，但是出于种种考虑，首先翻译完成了姊妹篇的第二部《申请科研基金》（已于2017年底出版），然后再集中精力完成本书中译本。由于本书的英文语言极为优美流畅，按照“信、达、雅”原则翻译为中文难度十分可观，因此邀请中国社会科学院语言研究所贾媛教授团队参与翻译校对过程，再请李扬教授仔细审阅。因此到终稿完成是八易其稿，耗时两年余，参与者有孙晓川、高彬洋、周小玉、李映荷、李伟锋、李彬、闻新怡，最后由李乃适和贾媛统一风格，李扬审定。

最后，特别感谢原书作者扬森教授，他不仅大力支持汉译的工作，而且多次来函关心翻译的进度，还参与了封面的挑选。这本书无论是对初出茅庐的大学生还是对科研领域内的研究生导师，都可以作为案头的重要参考书，希望为我国的科技工作者和“准”科技工作者的科研生涯支起前进的风帆助航。

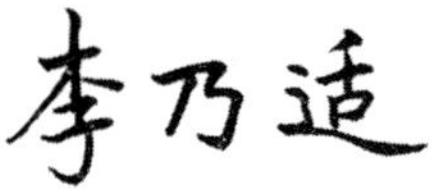

李乃适

北京协和医院

2019 年 3 月于北京